がんの臨床検査ハンドブック

電子版付 巻末のシリアルナンバーで無料閲覧できます

編著 **山田俊幸**
自治医科大学医学部 臨床検査医学講座 教授

前川真人
浜松医科大学医学部 臨床検査医学講座 教授

日本医事新報社

謹 告

本書に記載されている事項に関しては，発行時点における最新の情報に基づき，正確を期するよう，著者・出版社は最善の努力を払っております．しかし，医学・医療は日進月歩であり，記載された内容が正確かつ完全であると保証するものではありません．したがって，実際，診断・治療等を行うにあたっては，読者ご自身で細心の注意を払われるようお願いいたします．
本書に記載されている事項が，その後の医学・医療の進歩により本書発行後に変更された場合，その診断法・治療法・医薬品・検査法・疾患への適応等による不測の事故に対して，著者ならびに出版社は，その責を負いかねますのでご了承下さい．

序文

　がん（悪性腫瘍）は，他の疾患と同じように，問診，理学所見，画像所見，臨床検査所見を総合して疑われ，病理検査で確定される。固形がんでは画像診断が主役となり，血液や尿を試料とする臨床検査の比重は高いものではない。ただし患者負担が軽いため，施行される頻度は高く，医療関係者はしばしばその解釈に追われる。本書は，がん専門医以外の一般臨床医に，臨床検査のうち，いわゆる腫瘍マーカーを中心に，適切に利用・評価してもらうことを目的としたポケット版解説書である。

　腫瘍マーカーとは，広義には，血液や尿で測定され，その成績ががんの診断に有用となる検査のことである。これをさらに分類すると以下のようになる。

①がん細胞特異的に（必ずしも，がん細胞のみではないが）産生される物質（AFP，CEAなど。狭義にはこれらを腫瘍マーカーと呼ぶ）
②正常細胞，がん細胞問わず産生されるが，がん細胞の容積効果，産生亢進効果により血中濃度が高くなるもの〔乳酸脱水素酵素（LD）など〕
③がん細胞に対する生体の反応（p53抗体など）

　本書では，これらを取り上げ，さらに，がん細胞の遺伝子マーカーも含めた。

　本書の特徴は，①臨床検査からの方向性と，②臓器別臨床からの方向性とを別々に解説した点にある。腫瘍マーカーの検査には試薬間差や偽陽性など，検査技術的に未解決な問題が少なくないため，その認識を深めることが前者の目的である。後者では，腫瘍マーカーが適切に使用されること，特に過大な期待で使用されることがないように，ご執筆頂いた先生方には専門医の視点で腫瘍マーカーの使い方を解説して頂いた。

　なお，本書では原則，保険診療の対象となっている検査項目を取り上げ，将来期待される先進的項目は付録として取り上げた。

本書が，医師，医学生のみならず，臨床検査技師，薬剤師など，他のメディカルスタッフ，がんに関わるすべての医療関係者にとって有益な解説書のひとつになれば幸いである。

2018年12月

　　　　　　　　　自治医科大学医学部 臨床検査医学講座 教授　山田俊幸
　　　　　　　　　浜松医科大学医学部 臨床検査医学講座 教授　前川真人

contents

1章　がんと日常的検査 —— 1
1. がんにおける臨床検査利用法 — 2
2. 一般検査 — 7
3. 血液学的検査 — 12
4. 生化学・免疫検査 — 19
5. がん関連ウイルス検査 — 26

2章　がんのスクリーニング検査 —— 39
1. 便潜血（便ヘモグロビン検査） — 40
2. ペプシノゲンとピロリ菌検査によるピロリ菌胃炎の診断と胃がんリスク層別化検査，除菌判定 — 45
3. 泌尿生殖器系（子宮腟細胞診，HPV含む） — 54
4. 呼吸器ほか穿刺液（喀痰細胞診） — 63

3章　腫瘍マーカー —— 75
1. AFP，AFP-L3 — 76
2. PIVKA-Ⅱ — 81
3. CEA — 84
4. CA19-9，DU-PAN-2 — 87
5. 前立腺特異抗原（PSA） — 93
6. SCC — 104
7. CYFRA — 108
8. ProGRP — 110
9. NSE（神経特異エノラーゼ） — 112
10. CA125と類似マーカー — 116

11	CA15-3	119
12	抗p53抗体	127
13	可溶性インターロイキン2受容体	130
14	1CTPほか骨代謝マーカー	137

4章　各腫瘍での臨床検査の使い方 ── 145

1	肝癌（AFP，AFP-L3分画，PIVKA-Ⅱ）	146
2	消化管癌	152
3	膵癌	156
4	肺癌	162
5	前立腺癌（PSAなど）	169
6	乳癌	178
7	女性生殖器腫瘍	184
8	泌尿器・男性生殖器腫瘍（前立腺を除く）	191
9	内分泌腫瘍	199

5章　がんと遺伝子検査 ── 207

1	遺伝子関連検査総論	208
2	コンパニオン診断	216
3	がん遺伝子パネル検査	228

付録1　これからのがん検査　　240
付録2　腫瘍マーカー一覧　　247

索　引　　249

執筆者一覧

編著者 / 担当項目

編著者	所属	担当項目
山田俊幸	自治医科大学医学部 臨床検査医学講座 教授	1-1, 3-3, 3-10
前川真人	浜松医科大学医学部 臨床検査医学講座 教授	1-4, 4-4, 5-1, 付録1

執筆者（執筆順）

執筆者	所属	担当項目
菊池春人	慶應義塾大学医学部 臨床検査医学 専任講師	1-2
東田修二	東京医科歯科大学大学院医歯学総合研究科 臨床検査医学分野 教授	1-3
梅北邦彦	宮崎大学医学部 内科学講座 免疫感染病態学分野 講師	1-5
岡山昭彦	宮崎大学医学部 内科学講座 免疫感染病態学分野 教授	1-5
三宅一徳	順天堂大学医学部附属浦安病院 臨床検査医学科 准教授	2-1
古田隆久	浜松医科大学附属病院 臨床研究管理センター 病院教授	2-2
柳井広之	岡山大学病院 病理診断科 教授	2-3
青木裕志	順天堂大学医学部附属練馬病院 病理診断科 課長補佐	2-4
浅見志帆	順天堂大学医学部附属練馬病院 病理診断科 主任	2-4
飯野瑞貴	順天堂大学医学部附属練馬病院 病理診断科	2-4
大谷未果	順天堂大学医学部附属練馬病院 病理診断科	2-4
野村美咲	順天堂大学医学部附属練馬病院 病理診断科	2-4
西川尚子	東京大学医学部附属病院 検査部	3-1, 3-2
池田　均	東京大学医学部附属病院 検査部	3-1, 3-2
石黒厚至	株式会社LSIメディエンス メディカルソリューション本部 検査管理部 検査運営グループ 課長	3-4, 3-12
石橋みどり	医療法人社団 誠馨会 新東京病院 臨床検査室 部長	3-5
末廣　寛	山口大学大学院医学系研究科 臨床検査・腫瘍学講座 准教授	3-6, 3-9
七崎之利	岩手医科大学医学部 臨床検査医学講座 助教	3-7, 3-8
諏訪部　章	岩手医科大学医学部 臨床検査医学講座 教授	3-7, 3-8

山口勇人	昭和大学横浜市北部病院 臨床病理診断科 助教	3-11
木村　聡	昭和大学横浜市北部病院 臨床病理診断科 教授	3-11
松林秀弥	国立がん研究センター中央病院 病理・臨床検査科	3-13
松下弘道	国立がん研究センター中央病院 病理・臨床検査科 医長	3-13
三浦雅一	北陸大学 理事/北陸大学薬学部 生命薬学講座 教授	3-14
佐藤友紀	北陸大学薬学部 生命薬学講座 講師	3-14
宮西浩嗣	札幌医科大学 腫瘍内科学講座 准教授	4-1
加藤淳二	札幌医科大学 腫瘍内科学講座 教授	4-1
堀江久永	自治医科大学 消化器・一般外科学 教授	4-2
岩泉守哉	浜松医科大学医学部 臨床検査医学講座 助教	4-3
古橋一樹	浜松医科大学医学部附属病院 検査部 助教	4-4
伊藤一人	医療法人社団 美心会 黒沢病院 院長	4-5
大木　亮	医療法人社団 美心会 理事長補佐/ 黒沢病院 透析センター長	4-5
黒澤　功	医療法人社団 美心会 理事長	4-5
林田　哲	慶應義塾大学医学部 一般・消化器外科 専任講師	4-6
藤原寛行	自治医科大学 産科婦人科学講座 教授	4-7
鳥羽智貴	新潟大学大学院医歯学総合研究科 腎泌尿器病態学分野	4-8
冨田善彦	新潟大学大学院医歯学総合研究科 腎泌尿器病態学分野 教授	4-8
髙野　徹	大阪大学大学院医学系研究科 内分泌代謝内科学 講師	4-9
中谷　中	三重大学医学部附属病院 中央検査部 教授	5-2
松下一之	千葉大学医学部附属病院 検査部 部長/ 遺伝子診療部 診療教授	5-3

1章 がんと日常的検査

▷1章　がんと日常的検査

1　がんにおける臨床検査利用法

山田俊幸

　本項では，狭義の腫瘍マーカー全般に共通する利用の仕方，評価にあたっての注意点を述べる。

検査を行う場面を考える（スクリーニング的使用は慎重に）

　有病率・検査前確率の低い場面，たとえば健康診断や，クリニックレベルでの検査は慎重に実施すべきである。陽性的中率はきわめて低く，費用対効果の悪さだけでなく，陽性になったあとの精査における患者の心身のストレスも考慮すべきである。ただし，家族性がんや前がん状態（肝硬変など）といったハイリスク状態では積極的に検査すべきである。また，症状や，その他の情報から検査前確率が高いとされる状態の場合も同様に検査すべきである。

治療経過のモニタリングには有用性が高い

　診断時，または治療開始前に腫瘍マーカーが陽性であった場合，治療経過を観察する目的ではきわめて有効である。その場合，その物質の半減期や，がん細胞の増殖による濃度増加を考慮して測定値を評価することが勧められる。たとえばCEAの半減期は5日なので，術前50 ng/mLであった腫瘍を全摘出した場合，理論上，1カ月程度でカットオフ値以下の低値に落ち着く。再発がなければそのまま低値にとどまるが，再発すれば上昇しはじめる（図1）。また，手術後の経過観察中にカットオフ値以下にならな

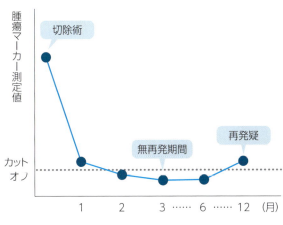

図1 ▶ 腫瘍マーカーによるがんのモニタリング

い場合は，腫瘍の増殖を示唆する所見となる．なお，それぞれのマーカーにおける変動の特徴を理解していると，想定を超える変動に遭遇した際，検体の取り違えや，偶発的な測定ミスなどに気づく一助となる．

カットオフ値は柔軟に考える

　腫瘍マーカーの陽性・陰性の判断基準にはカットオフ値が用いられる．腫瘍マーカーの測定値の分布は，当該腫瘍患者と健常者ならびに非腫瘍患者との間で相応のオーバーラップがあり，診断感度をできるだけ高め，非腫瘍患者をできるだけ除外できるような値が項目ごとに一定のカットオフ値として設定されている（図2）．

　このカットオフ値近辺の測定値の評価には注意が必要である．まず，後述するように，測定の標準化がなされていない（試薬間差がある）項目で，同一のカットオフ値が使われているという奇妙な実態がある．また，腫瘍マーカーは年齢や，女性の性周期，喫煙を含む生活習慣の影響を受けるため，状況に応じてカットオフ値を柔軟に考えることが必要である．

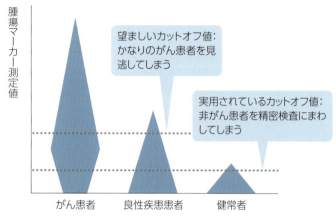

図2 ▶ 腫瘍マーカーのカットオフ値設定
図は度数を表す

測定方法間差の少ないものと大きなものがある

　腫瘍マーカーは，多くはモノクローナル抗体を利用した抗原抗体反応で測定される。試薬ごとに抗体が異なる場合は測定値のずれが生じるが，検量物質が同じであれば，ある程度は値がそろうことになる。この試薬間差の少ない項目としてAFP，PSAが挙げられる。試薬間差が中程度あるものにCEAがあるが，異なる濃度における2つの測定値の相互関係がパラレルであるので，こちらの試薬はやや高めの傾向があるなど，一定の傾向としてとらえることが可能である。一方，CA19-9はこの相互関係が不規則であるため，低値域ではこのような傾向であるが，高値域では逆である，などと不規則なとらえ方が必要となる（図3）。

　以上のことは大規模な外部精度管理調査（サーベイ）の成績から得られる所見であるが，注意すべきは調査における配布試料の性状で，ヒト血清に由来するものと，大量配布のためにやむなく非血清成分を使用した試料とでは，測定系での挙動が異なる点である。以上を総合すると，試薬間差がどの程度あるのか，あるとしたらどのような調査での成績であるか，自

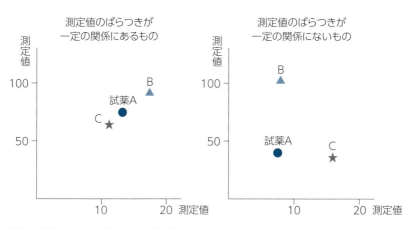

図3 ▶ 腫瘍マーカー測定値の方法間差

身の測定系はどのような立ち位置なのか，を理解した評価が必要ということになる。

測定の問題による偽陽性・偽陰性を疑ったら違う試薬で測定してみる

　腫瘍マーカーの「偽陽性」は，本来測定されるべき物質ではないものが，何らかの測定結果を示す場合と，後述する悪性疾患ではないのに陽性結果を示す場合とが混在して使われているが，ここでは前者について述べる。

　腫瘍マーカーは特異抗体によって測定されるが，患者試料中にある物質で，本来抗体が反応すべきでないものに反応してしまう，いわゆる非特異反応によって偽陽性結果がもたらされる。リウマトイド因子や，異好抗体が該当する。異好抗体のうち，測定試薬の抗体はマウスモノクローナル抗体であることが多いため，ヒト抗マウス免疫グロブリン抗体（human anti-mouse immunoglobulin antibody：HAMA）がよく知られている。

　そのような非特異反応を避けるべく各測定試薬は工夫されているが，そ

の工夫に差があるため，もし測定値に非特異反応を疑ったら，他のメーカーの試薬で測定して，正しい結果を得ることに努める。そして余裕があったら是非，異常を示した試薬の問題点を明らかにして検査試薬の改良につなげてもらいたい。

　以上の測定の問題は専門家である臨床検査専門医，臨床検査技師に相談すると適切な助言が得られる。なお，「偽陽性」の逆に，本来反応すべき物質があるのに反応しない「偽陰性」もありうるが，かなり稀である。

関連良性疾患以外での偽陽性を理解する

　膵癌マーカーが慢性膵炎で陽性になる，前立腺癌マーカーが前立腺肥大症で陽性になる，などの，目的とする腫瘍に関連する良性疾患で陽性になることはよく理解されている。しかし，一見関係ない状態で陽性になる場合があることも理解したい。これには喫煙などの生活習慣，治療薬，関連しない病態（CA19-9と糖尿病など）がある。詳しくはそれぞれの項を参照されたいが，重要なことは再検査が有効であることで，間隔を置いた再検査で測定値が上昇するようであれば，悪性疾患の可能性が高い。

まとめ

　以上を要約すると，腫瘍マーカーの検査依頼にあたっては，①目的を明確に持つこと，②結果への対処を想定すること，③評価にあたっては診断感度，特異度を理解すること，④考え難い結果については再検査を考慮すること，⑤測定による異常成績を疑った場合は検査部門に相談すること，が肝要である。

▷ 1章 がんと日常的検査

2　一般検査

菊池春人

血尿と関連する検査（尿試験紙潜血と尿沈渣赤血球）

❶ 尿路系悪性腫瘍と血尿

　血尿をきたす疾患の鑑別として，尿路系の悪性腫瘍，特に膀胱癌は50歳代以上の症例では必ず念頭に置く必要がある。血尿診断ガイドライン2013では，CQ8「チャンス血尿（健診などで偶然発見された無症候性顕微鏡的血尿）に対して，精密検査を推奨しますか？　するとしたらどのような患者に推奨しますか？」のステートメントとして，「チャンス血尿例の精密検査で尿路悪性腫瘍が発見される頻度が数％程度ある」，CQ9「すべての顕微鏡的血尿に対して尿路上皮癌スクリーニングを推奨しますか？」のステートメントとして，「顕微鏡的血尿が確認された症例には，尿路上皮癌のスクリーニングを推奨する」と記載されている[1]。

❷ 尿試験紙潜血の原理と血尿鑑別

　尿試験紙潜血検査は，健診，人間ドックなどで血尿を発見する目的でスクリーニング的に行われている。この検査は，ヘモグロビンのペルオキシダーゼ様反応（偽ペルオキシダーゼ反応）を利用しているため，赤血球だけではなく，ヘモグロビン，ミオグロビンも反応する。したがって，潜血陽性の場合，血尿であるかどうかは尿沈渣での赤血球の出現を確認する必要がある。

　尿試験紙潜血で注意すべき点は，還元作用のある物質の存在で偽陰性化

することであり，その代表的なものがアスコルビン酸（ビタミンC）である。また，逆に酸化作用を持つ物質が混在すると偽陽性になることがある。

なお，現在国内の尿試験紙では潜血1＋はヘモグロビン0.06 mg/dL，赤血球約20個/μLとなるように統一されており，これは以降で述べる血尿の定義とほぼ対応する[1]。ただし，1＋の範囲および他のランク値については，試験紙メーカーで差があるのが現状である。

❸ 尿沈渣赤血球

上記のように，血尿の確定は尿沈渣での赤血球の存在による。血尿診断ガイドライン2013による血尿の定義は，尿中赤血球数20個/μL以上，尿沈渣5個/HPF以上とされている（CQ1：血尿の基準は年齢や性で異なりますか？）[2]。血尿診断の第一歩はIgA腎症，急性糸球体腎炎などによる糸球体性血尿か膀胱癌，尿路結石などによる非糸球体性血尿のどちらかを鑑別していくことであるが，尿所見からの鑑別において赤血球形態が重要視されている。すなわち，糸球体性の血尿では蛋白尿が高度であるとともに，糸球体型赤血球（いわゆる変形赤血球）を認めるのが一般的である。

一方，尿路上皮癌による血尿は非糸球体型赤血球となり，糸球体型赤血球を認めることは稀である，という報告がある[3]。ただし，糸球体性血尿と非糸球体性血尿が合併することもあり，また，糸球体性血尿であっても尿pH高値，低張尿など尿の性状によっては，糸球体型赤血球とならない場合があることは注意しておく必要がある。

尿沈渣異型細胞

血尿など尿路系の悪性腫瘍が疑われる場合，尿細胞診が標準的な検査となっている。しかし，尿沈渣でもしばしば悪性細胞が検出され，現在の尿沈渣検査の標準的な報告方法では，悪性あるいは悪性を疑う細胞に対して

異型細胞とし，組織型が推定可能な場合は，尿路上皮癌細胞，腺癌細胞，扁平上皮癌細胞などと報告することとなっている。尿沈渣に熟練した臨床検査技師であれば，細胞診で検出できない症例でも異型細胞を同定することができる場合もあり，横山らの検討では，尿沈渣検査における異型細胞の検出は，細胞診と同様の結果が得られている[4]。この検討では組織型が推定できたもののうち80％は尿路上皮癌であった。また，奥村らは尿沈渣で異型細胞が検出され，病理組織学的に悪性が確定，尿細胞診陰性であった症例の尿沈渣細胞所見について記しており，尿細胞診陽性群に比して細胞数が少数例，細胞が小型例，変性・崩壊例が多いという特徴があるとしている[5]。したがって，尿沈渣の「異型細胞」の情報を無視することなく，悪性腫瘍検索につなげていくべきであり，検査室に連絡して，より詳細な情報を得ると検索の参考になることも多いと考えられる。

尿蛋白（試験紙と定量値の乖離）

尿蛋白だけでは悪性腫瘍の診断は困難であるが，特別な場合については悪性腫瘍の発見につながることがある。それは，試験紙による定性，半定量値と尿化学分析での定量値が乖離，すなわち定量値では明確な蛋白尿であるのに対し，試験紙では陰性ないし定量値に比べてかなり低値となっている場合である。このようなときに考えなければならないのがBence Jones蛋白（BJP）の存在であり，背景に存在する腫瘍としては多発性骨髄腫あるいはマクログロブリン血症となる。

BJPは症例によって試験紙蛋白への反応性が大きく異なるが，それは定量値に比べて試験紙での半定量値が低値，つまり通常の蛋白尿（アルブミン主体）と比較すると反応性が悪いものが多いことによる。BJPの存在を確認するためには尿蛋白分画をまず実施し，Mピークが認められれば免疫電気泳動，あるいは免疫固定法を行って同定することになる。BJP定性反応として熱凝固法（Putnam法）があり，保険収載はされているが，偽

陰性，偽陽性が多いので推奨されない。なお，注意しておかなければならないのは，ときどきBJPは試験紙に（ほとんど）反応しない，という記載を見かけ，BJPが尿中に存在しても試験紙では陰性になるように理解されていることが多い点である。これは実は正しくなく，井本らは，BJPだけでアルブミンが検出感度以下の症例でも，多くの場合，尿試験紙で±以上になることを報告している[6]。

体腔液細胞数算定（髄液，胸腹水）

髄液・体腔液の検査は，日常的検査とは言えないかもしれないが，病院の検査室では，だいたい一般検査として行われているものであるため，本項で取り上げる。体腔液の細胞数算定の際に悪性を疑う細胞を認めることはときどきある。細胞数算定のための染色だけでは確定は難しいが，通常の細胞診よりも早く結果が得られ，悪性腫瘍を疑っていない症例で検出されることもある点で臨床的に有用な情報となりうる。

❶ 髄液

髄液の検査目的は感染症（髄膜炎）や中枢神経系の脱髄，変性疾患の診断が主であり，腫瘍検索はそれほど多くないと思われる。髄液検査技術教本によると，髄液細胞診の2.4%に腫瘍細胞を認めた，とされているので[7]，細胞数算定のために提出された検体で悪性細胞を認めることは頻度としてはかなり低いと考えられる。腫瘍種類としては，原発性腫瘍（脳腫瘍）より転移性腫瘍，特に白血病，悪性リンパ腫の浸潤が多く，肺癌なども多い。

❷ 胸腹水

胸腹水については，貯留そのものの原因として悪性腫瘍の鑑別が必要と

なる場合が多い。亀井らの報告では，一般の総合病院で提出される体腔液細胞診検体の中で悪性細胞が証明される頻度は約20％とされているが[8]，悪性胸腹水が疑われる症例では細胞診を実施しても細胞数算定を行わないことも多いため，細胞数算定で悪性細胞が検出される頻度はあまり多くないと考えられる。悪性細胞の由来としては，胸水では肺癌，腹水では胃癌，卵巣癌が多い。

【引用文献】

1) JCCLS尿検査標準化委員会：「尿試験紙検査法」JCCLS提案指針（追補版）尿蛋白，尿ブドウ糖，尿潜血試験部分表示の統一化. 日臨検標準会誌. 2004；19：53-65.
2) 血尿診断ガイドライン編集委員会，編：血尿診断ガイドライン2013. ライフサイエンス出版，2013，p4-20.
3) Wakui M, et al：Urinary tract cancer screening through analysis of urinary red blood cell volume distribution. Int J Urol. 2000；7(7)：248-53.
4) 横山 貴, 他：連載第20回 尿沈渣検査の異型細胞（尿路上皮癌）における臨床的有用性-膀胱癌を中心に. Nephrol Fronti. 2007；6(1)：49-52.
5) 奥村恵美，他：尿細胞診判定が陰性を示した尿沈渣中悪性細胞の形態学的特徴. 医学検査. 2011；60(5)：704-8.
6) 井本真由美，他：尿タンパク試験紙にBence Jonesタンパクが反応することの検証. 臨化. 2014；43(3)：217-25.
7) 日本臨床衛生検査技師会，監：JAMT技術教本シリーズ 髄液検査技術教本. 丸善出版, 2015.
8) 亀井敏昭，他：体腔液，体腔膜の細胞診―体腔液細胞診の見方，考え方―. 病理と臨. 2010；28(11)：1129-35.

▷1章　がんと日常的検査

3　血液学的検査

東田修二

血液学的検査の内容

　日常的検査としての血液学的検査には，①血算，②血液像，③凝固・線溶検査があり，精査のための特殊検査として，④骨髄穿刺・生検，⑤フローサイトメトリー検査，⑥染色体・遺伝子検査が行われる。特に血算，すなわち，赤血球数（RBC），ヘモグロビン濃度（Hb），ヘマトクリット（Ht），白血球数（WBC），血小板数（Plt）は，あらゆる疾患に対する基本的検査，もしくは検診項目として広く実施されている。そのため，その結果から造血器腫瘍だけでなく，種々のがん発見のきっかけとなることがある。血算では，赤血球産生の指標として網赤血球（Ret）比率も測定される。凝固・線溶検査としてはプロトロンビン時間（PT），活性化部分トロンボプラスチン時間（APTT），フィブリノゲン濃度（Fbg），フィブリン／フィブリノゲン分解産物（FDP）などが測定される。本項では，がん診療に焦点を当てて，これらの検査に関する解釈の仕方を解説する。

測定，基準範囲

　血算はEDTA-2K入り採血管に採取した全血を数時間以内に自動血球計数機を用いて測定する。白血球分画は，この装置のフローサイトメトリー方式などの機能により，高速に自動分類が行われるが，好中球，好酸球，好塩基球，リンパ球，単球の5分画しか報告されない。好中球の桿状核球と分葉核球との区別，異常細胞や幼若細胞，赤芽球の出現，血球の形態異常を調べる必要がある症例では，血液塗抹標本を作製して，顕微鏡観察に

よる目視分類を行う。網赤血球は，RNA染色に染まる赤血球の全赤血球に対する比率（千分率もしくは百分率）として自動血球計数機によって測定される。凝固・線溶の各項目は，血液：クエン酸ナトリウムが正確に9：1となるように採取した血液を遠心分離して得た血漿を自動測定装置で測定する。

　血算の各項目の基準範囲は，従来，施設ごとに設定した数値を用いていたが，日本全国で標準化するため，近年は日本臨床検査標準協議会が作成した共用基準範囲の数値が用いられる（表1）[1]。白血球目視分画の共用基準範囲も同協議会より提案されている（表2）[1]。ただし，白血球の各分画の増減は，比率ではなく白血球数を掛け合わせた絶対数を計算して評価する必要がある。網赤血球の増減も比率ではなく絶対数で評価し，その基準範囲は，おおむね$3～9×10^4/\mu L$である。凝固・線溶系の項目は，各施設で用いられる試薬によって測定値に差があるため，共用の基準範囲は定められていない。PTは正常対照より15％以上，APTTは25％以上延びた場合に有意な延長と判断することが多い。Fbgはおよそ200～400 mg/dL，FDPは5 μg/mL以下が基準範囲である。

表1 ▶ 血算の各項目の共用基準範囲

項目名	基準範囲	単位
白血球数	3.3～8.6	$×10^3/\mu L$
赤血球数	男性　435～555 女性　386～492	$×10^4/\mu L$
ヘモグロビン	男性　13.7～16.8 女性　11.6～14.8	g/dL
ヘマトクリット	男性　40.7～50.1 女性　35.1～44.4	％
血小板数	15.8～34.8	$×10^4/\mu L$
MCV	83.6～98.2	fL
MCH	27.5～33.2	pg
MCHC	31.7～35.3	g/dL

（文献1をもとに作成）

表2 ▶ 白血球目視分画の基準範囲

項目名	基準範囲（％）
桿状核好中球	0.5～6.5
分葉核好中球	38.0～74.0
好酸球	0.0～8.5
好塩基球	0.0～2.5
リンパ球	16.5～49.5
単球	2.0～10.0

（文献1をもとに作成）

赤血球系の検査結果の見方

貧血はHbが男性では13 g/dL未満，女性では12 g/dL未満と定義される。貧血がみられた場合，その原因を検索するため，RBC，Hb，Htから求めた3つの赤血球指数，すなわち，平均赤血球容積（MCV），平均赤血球ヘモグロビン量（MCH），平均赤血球ヘモグロビン濃度（MCHC）とRetを参考にする。特に，MCV（＝Ht/RBC×10^7）の値から，貧血を小球性（＜80），正球性（80〜100），大球性（100＜）にわけると鑑別に役立つ。境となる数値は絶対的ではなく，覚えやすいように，ここに示す切りの良い値で問題ない。以下より，貧血の原因の鑑別を図1に示すフローチャートに沿って進めていく。

❶ 小球性貧血

図1Ⓐの鉄欠乏性貧血が貧血の中で最も多くみられる。血清鉄（Fe）と総鉄結合能（TIBC）を測定し，トランスフェリン飽和率（鉄飽和率ともいう）＝（Fe/TIBC）×100が15％以下になる。月経不順，繰り返す痔出血，極端な偏食など，鉄欠乏をきたす明らかな原因がない場合には，潜在する消化管のがんからの慢性出血による鉄不足の可能性があるため，便潜血検査や消化管内視鏡検査を行う。Ⓑの鉄利用障害は，関節リウマチなどの慢性炎症でしばしばみられるが，種々のがんに起因する炎症状態の持続によっても生じることがある。

❷ 正球性貧血

図1Ⓒの溶血は，血液疾患以外でも，種々のがんに起因して生じた血栓性血小板減少性紫斑病，溶血性尿毒症症候群，播種性血管内凝固によって生じることがある。これらの診断に際しては，血液塗抹標本での破砕赤血

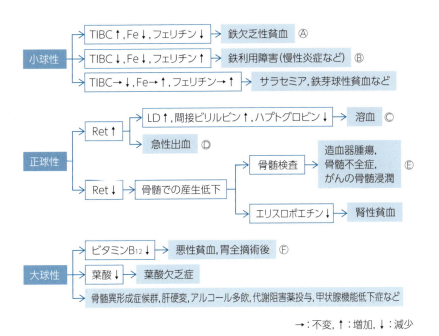

図1 ▶ 貧血の診断のフローチャート

球，すなわち，断片化されて三日月型やヘルメット型などになった赤血球の増加が診断に際し重要となる。慢性リンパ性白血病では自己免疫性の溶血性貧血を合併することがある。Ⓓの急性出血は，がんによる消化管出血や腹腔内出血できたしうる。なお，急激な溶血や出血があると，網赤血球数が著増し，網赤血球数は成熟赤血球より大きいので，大球性になることがある。Ⓔの骨髄での産生低下が考えられる場合には骨髄検査が行われるが，造血器腫瘍や骨髄不全症のほかに，種々のがんの骨髄浸潤が見つかることがある。骨髄塗抹標本を鏡検すると，引き終わり領域に血液系細胞とは明らかに形態の異なるがん細胞の集塊が散在して認められる。がんの骨髄浸潤があると，末梢血に赤芽球や幼若顆粒球が出現する白赤芽球症がみられたり，骨髄に線維化をきたして骨髄液が吸引不能（dry tapという）になることもある。多発性骨髄腫や原発性マクログロブリン血症では，血液中

の高濃度の免疫グロブリンによって，血液塗抹標本で赤血球がつながった連銭形成がみられることがある．

❸ 大球性貧血

図1の⑤に示す悪性貧血，すなわち自己免疫機序での胃粘膜萎縮に起因するビタミンB_{12}吸収不全による貧血では，経過中に胃癌を合併することがある．なお，種々のがんに対する化学療法として代謝拮抗薬を投与されている患者では，大球性貧血がしばしばみられる．

白血球系の検査結果の見方

❶ 造血器腫瘍が疑われる症例

白血球数の異常な増加がみられたら，塗抹標本による目視分類を行う．芽球がみられたら，急性白血病や骨髄異形成症候群などの造血器腫瘍が考えられるので，骨髄穿刺検査を行う．造血器腫瘍はWHO分類に基づいて診断される．腫瘍細胞の形態や比率だけでなく，細胞表面抗原の発現パターンや，染色体・遺伝子所見が分類に重要となるので，採取した骨髄液の一部をヘパリン入り容器に入れて，フローサイトメトリー検査と染色体検査に提出する．急性白血病であっても白血球数はむしろ減少し，芽球比率もごく少ない症例もあるので注意が必要である．腫瘍細胞が高度に過形成であったり，骨髄線維化を伴う場合は，吸引が困難になるので，骨髄生検を引き続き行う．

成熟好中球が著しく増加し，好塩基球増加も伴う症例では慢性骨髄性白血病が疑われるため，血液検体でFISH (fluorescence in situ hybridization) 法による*BCR-ABL1*融合遺伝子検査を提出する．成熟リンパ球が著しく増加して慢性リンパ性白血病が疑われる症例では，フローサイト

メトリーによる表面抗原解析を行い，この疾患に特徴的な抗原発現パターン（$CD5^+CD10^-CD19^+CD20^+CD23^+$，$\kappa \cdot \lambda$の偏倚）がみられるかを調べる。濾胞性リンパ腫，マントル細胞リンパ腫，リンパ形質細胞性リンパ腫などでは血液塗抹標本にリンパ腫細胞が観察されることがある。好酸球の増多はアレルギー疾患や寄生虫感染でしばしば認められるが，ホジキンリンパ腫や一部のT細胞リンパ腫でも反応性に増加することがある。

❷ 造血器腫瘍以外のがんでの白血球異常

がんに特徴的とされる白血球の異常所見はないが，前述のように，がんが骨髄に浸潤すると白赤芽球症がみられることがある。また，肺癌や腎細胞癌などでは，稀にがん細胞が顆粒球コロニー刺激因子（granulocyte-colony stimulating factor：G-CSF）を産生することによって，好中球が数万/μLに増加する症例がある。

血小板の検査結果の見方

血小板減少をもたらす病態として表3に示す3つがある。がんとの関連では，播種性血管内凝固（disseminated intravascular coagulation：DIC）の合併による血小板減少が重要であり，広範に進行した症例では，がん診断時に既にDICが合併していることがある。またDICは，化学療法によってがん細胞が壊れるときに進行しやすく，化学療法の骨髄抑制による血小板減少と重なるため，気をつける必要がある。

凝固・線溶検査の結果の見方

がん診療における凝固・線溶異常（表4）で重要な病態は前述のDICである。DIC診断基準に基づいて検査を進める。なお，胸・腹水や下血があ

表3 ▶ 血小板減少をきたす主な病態

減少の機序	主な病態や疾患	追加すべき検査
骨髄での産生低下	骨髄不全症，造血器腫瘍，がんの骨髄浸潤，がん浸潤による骨髄線維化	骨髄穿刺・生検
末梢での破壊や消費	自己抗体による血小板の破壊	PAIgG（血小板関連IgG）
	播種性血管内凝固	PT，Fbg，FDPなど
	血栓性血小板減少性紫斑病（がんに続発することがある）	塗抹標本での破砕赤血球，ADAMTS13活性
分布の異常	脾腫をきたす疾患	腹部エコー

表4 ▶ がん症例でみられる主な凝固・線溶異常

凝固・線溶異常をきたす病態	検査所見
DIC（凝固因子の消費と線溶亢進）	血小板↓，PT延長，APTT延長，Fbg↓，FDP↑
低栄養や肝障害による凝固因子産生低下	PT延長，APTT延長，Fbg↓，血清アルブミン↓
後天性血友病A（がんなどを基礎疾患として生じた第Ⅷ因子に対する自己抗体による）	PT正常，APTT延長，Fbg正常，APTTクロスミキシングテストで補正されない，第Ⅷ因子活性↓
深部静脈血栓症・肺血栓塞栓症（がんによる血液凝固能亢進で発症することがある）	Dダイマー増加，血小板正常，PT正常，APTT正常，Fbg正常，血管エコーやCTで血栓像

ると，それによってFDPが増加してしまう場合があることに注意する。近年，既往歴や家族歴のない高齢者に突然の広範囲な皮下出血などが生じ，後天性血友病と診断される症例が報告されている。がんや自己免疫疾患などを基礎疾患として，第Ⅷ因子などに対する自己抗体が生じたことによる凝固異常である。

【引用文献】

1) 日本臨床検査標準化協議会 基準範囲共用化委員会：日本における主要な臨床検査項目の共用基準範囲案―解説と利用の手引き（2014/03/31修正版）. 2014.
[http://www.jccls.org/techreport/public_comment_201405_p.pdf]

4 生化学・免疫検査

前川真人

はじめに

　日常検査として用いられている生化学・免疫検査は，基本的に病態診断のための検査としてスクリーニング的に使用されてきた。すなわち，栄養状態，代謝障害，循環障害，炎症や感染症，腫瘍などのほか，各種の臓器・組織障害の存在を疑わせる検査項目を組み合わせて，患者に存在する病態を類推していくための検査である。近年は，特異性の高い分子マーカーも開発され，臨床検査として活用されはじめているが，基本的には特定の臓器・組織障害のマーカーであるものがほとんどであり，その臓器や組織の傷害・障害が疑われるときに検査依頼される。いわゆる腫瘍マーカーも日常検査として使用されるものではなく，特定の臓器のがんを疑い診断する際の，また治療や予後のマーカーとして使用するものである。そこで，本項では日常臨床検査として用いられている生化学・免疫検査のうち，がんでみられる検査値異常についてまとめた。

がんを疑う生化学・免疫検査の異常値

　では，このような日常的に測定される生化学・免疫検査のうち，がんを疑わせる検査所見にはどのようなものがあるのだろうか。原因として以下の3つに大別できる（図1，表1）。
　①がんが発生した組織の物理的な傷害や機能障害による検査値の異常
　②がんによる免疫反応に基づく検査値の異常
　③全身状態に影響を及ぼすための検査値の異常

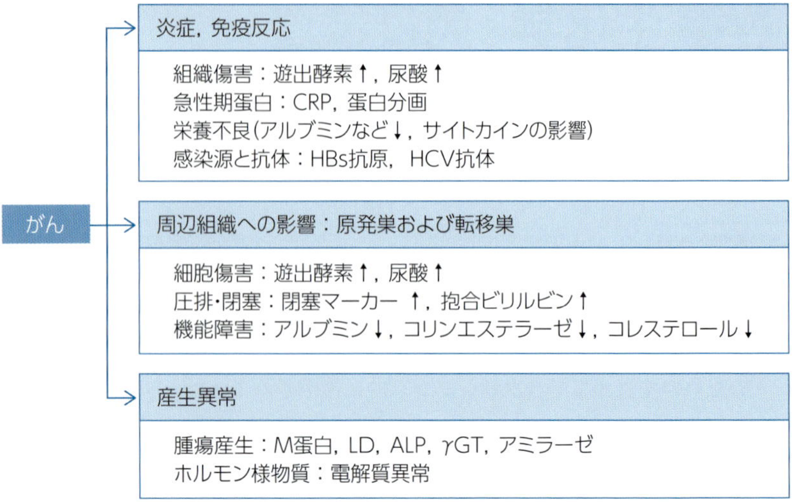

```
がん ─┬─→ 炎症，免疫反応
      │    組織傷害：遊出酵素↑，尿酸↑
      │    急性期蛋白：CRP，蛋白分画
      │    栄養不良（アルブミンなど↓，サイトカインの影響）
      │    感染源と抗体：HBs抗原，HCV抗体
      │
      ├─→ 周辺組織への影響：原発巣および転移巣
      │    細胞傷害：遊出酵素↑，尿酸↑
      │    圧排・閉塞：閉塞マーカー↑，抱合ビリルビン↑
      │    機能障害：アルブミン↓，コリンエステラーゼ↓，コレステロール↓
      │
      └─→ 産生異常
           腫瘍産生：M蛋白，LD，ALP，γGT，アミラーゼ
           ホルモン様物質：電解質異常
```

図1 ▶ がんによる日常検査所見（主なもの）

表1 ▶ がんを疑わせる日常検査所見

がん種	血清生化学・免疫検査項目の異常所見
肺癌	LD，AST，ALT，ALPの上昇（これらは予後因子としても有用）
肝臓癌	肝細胞傷害（AST，ALT，LDの上昇），閉塞性病変（TBil，DBil，ALP，γGTの上昇），合成障害（アルブミン，コリンエステラーゼ，コレステロールの低下），肝炎ウイルス検査（HBs抗原，HCV抗体）
膵癌	膵腺房細胞からの遊出（アミラーゼ，リパーゼの上昇）
胃，大腸癌	血清鉄，尿素窒素（消化管出血，ただし少量では変動なし）
骨髄腫	血清蛋白分画におけるM蛋白や低γグロブリン血症，免疫グロブリン量の異常（高値，低値），血清膠質反応の異常
全てのがん	免疫反応・炎症（CRPなど急性期蛋白の上昇，血清蛋白分画の異常） 栄養障害（アルブミン，コリンエステラーゼ，総コレステロールなどの低下） 細胞崩壊による代謝産物（尿酸などの上昇） ホルモン産生など内分泌異常（電解質異常）

　3つ目の全身状態とは活動性を示すperformance status（PS）ではなく，栄養状態などを示している。栄養の指標（アルブミン，A/G比，コリンエステラーゼ，総コレステロール）のほかにも，貧血（血清鉄，UIBC，

フェリチン，ビタミンB_{12}，葉酸)，細胞崩壊（尿酸），ホルモン産生など内分泌異常（電解質）などが含まれる。血清酵素の検査値異常は，細胞傷害を主とした機序で生じるので，がんでの上昇機序も含め，表2にまとめた[1]。

前がん病変として，慢性炎症は大きな要因のひとつであり，そのため炎症による検査所見の異常は，特異性は低いが感度は高いものと考えられる。炎症におけるサイトカインの放出は，細胞傷害や栄養障害も引き起こすため，それらの関連検査項目の異常は炎症の存在を推測させるものであり，背景にがんの存在は鑑別診断として必要である。

炎症はメタボリックシンドロームとも関連が深い。また，老化はこれらのいずれとも関連している。すなわち，炎症，メタボリックシンドローム，がん，老化はお互いに関連し合っているため，炎症，メタボリックシンド

表2 ▶ 血清酵素検査とがん

酵素名	がんでの所見
LD	・あらゆる細胞の可溶性分画に局在しているため，あらゆる種類の「がん」で上昇する ・ASTとの比（LD/AST）が高い場合は，悪性リンパ腫などの造血器腫瘍や胚細胞性腫瘍を疑う
AST，ALT	・原発性肝細胞癌では肝細胞傷害を伴っていることが多いため，ともに上昇していることが多い
CK	・消化器系悪性腫瘍，肺癌，乳癌，前立腺癌，白血病でCK-BBの上昇をみることがある
ALP	・肝型ALPの上昇は肝胆道系腫瘍で上昇し，閉塞性障害によって上昇する ・骨型ALPの上昇は骨転移例でみられる。特に，前立腺癌や乳癌では骨形成性の骨転移をきたすため，ALP活性の上昇は大きい ・ALP-4は腫瘍産生で，肺癌や卵巣癌でみられる
γGT	・肝型ALPと同様に肝胆道系腫瘍で上昇する。肝細胞癌で産生が亢進している例もある
アミラーゼ	・膵癌で膵型アミラーゼの上昇がみられる ・唾液腺の傷害を伴う頭頸部癌では唾液腺型アミラーゼの上昇がみられる ・アミラーゼを産生する肺癌や卵巣癌があり，唾液腺型アミラーゼの上昇を示す

（文献1をもとに作成）

ロームで異常を示す検査項目は，がんのハイリスクを間接的に示す指標でもある(図2)。

炎症のマーカーとして日常臨床検査で使用されているCRPは，特異性は低いが炎症性所見の存在を示し，CRPが高いほど大腸癌を発症する危険性が増大するという報告がある[2]。また，CRPは腎癌の予後に影響し，高値例のほうが生存期間は短いとのことである[3]。

表3には炎症が前がん病変と考えられる，がんのハイリスクを示す検査項目を記した。病原体そのもの，もしくはそれに対する抗体の検査がほとんどであり，表内ではペプシノゲンのみが感染によって生じる萎縮性胃炎を判断するための検査である。これらの詳細は別項(☞ 2章-2)を参照されたい。

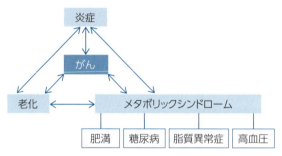

図2 ▶ がんと関連疾患の関係

表3 ▶ がんのハイリスクを示す生化学・免疫検査

分類	検査項目	がん種
感染症関連	HCV抗体，HBs抗原	肝細胞癌
	HTLV1抗体	成人T細胞白血病・リンパ腫
	EBV抗体	バーキット腫瘍
	HPV-DNA	子宮頸癌
	Helicobacter pylori 抗体	胃癌，胃リンパ腫
血清酵素	血清ペプシノゲンⅠ/Ⅱ比	胃癌，胃リンパ腫

オミックス解析によるがんマーカーとの比較

　がん患者と非がん患者の血清を対象としてプロテオミクス解析を行った研究の結果では，急性期蛋白の上昇が判別に適しているという論文が多数報告されてきた。それら複数の急性期蛋白の組み合わせも有用であるという。また，それら急性期蛋白や他の蛋白質も含め，糖鎖異常など翻訳後修飾を受けたアイソフォームやスプライシングバリアント，分解産物などが，がんのマーカーとして抽出されている。これらの所見は，直接日常臨床検査項目と関連はしないが，先述したように炎症性所見は，がんのサインと考えておくべきであろう。

腫瘍マーカー検査に影響を及ぼす非がん疾患—生化学検査項目の異常値との関わり

　腫瘍マーカーの多くは正常細胞でも産生されているため，健常者でもゼロではない。炎症性疾患や過形成，組織の再生などにより産生が亢進することによって腫瘍マーカー値が上昇するだけでなく，代謝・排泄の遅延も血中腫瘍マーカーの上昇につながることを知っておくべきである。すなわち，肝や腎は多くの物質にとって代謝・排泄の経路であるため，その機能障害，経路の遮断によってクリアランスが低下し，血中濃度は上昇する。たとえば，慢性腎疾患，慢性透析患者においては，代謝・排泄の障害によって上昇する腫瘍マーカーがあるため，カットオフ値を表4のように上げて判断する必要がある[4]。すなわち，血清クレアチニンや尿素窒素など，腎機能障害を示す検査データに異常がある場合，腫瘍マーカー検査値の判読には注意を要する。

表4 ▶ 透析患者における腫瘍マーカーの判断基準

項目	分子量	一般的なカットオフ値の適応	カットオフ値の修正が必要	適応
CEA	18万	×	○ 2倍程度	大腸癌，胃癌，肺癌，乳癌
CA19-9	300万以上（がん）	×	○ 2倍程度	膵癌，大腸癌
AFP	6.5万	○	×	肝細胞癌，胚細胞腫
PIVKA-Ⅱ	7万	×	△?	肝細胞癌
CA125	10〜40万	○	×	卵巣癌，子宮頸癌
SCC	4.6万	×	○ 2.5〜3倍	子宮頸癌，肺癌
CYFRA	4万	×	○	肺扁平上皮癌
TPA	2.3万	×	○ 4倍程度	臓器特異性低い
PSA	3.4万	○	×	前立腺癌
NSE	5万	×	○	小細胞肺癌
ProGRP	1万	×	○ 2〜3倍	小細胞肺癌
CA15-3	9万	○	×	乳癌

(文献4より引用)

おわりに

　がんを直接示唆する日常臨床検査としての生化学・免疫検査として，特に挙げるものはないが，間接的にがんを疑う，がんのハイリスクを示す検査は多数ある。また慢性炎症は，がんが背景にあるかもしれないし，慢性炎症状態が続くことは発がんリスクにもつながるため，特に高齢者では，日常臨床検査で自身の健常値を超えて一方向に検査値が変動するような場合は要注意であると言える。

【引用文献】

1) 前川真人：酵素検査のデータ判読のポイント．検査診断学への展望―臨床検査指針：測定とデータ判読のポイント．野村 努，他編．南江堂，2013，p127-35．
2) Otani T, et al：Plasma C-reactive protein and risk of colorectal cancer in a nested case-control study：Japan Public Health Center-based prospective study. Cancer Epidemiol Biomarkers Prev. 2006；15(4)：690-5．
3) 日本泌尿器科学会，編：腎癌診療ガイドライン2017年版．メディカルレビュー社，2017，p30-2．
4) 久野 勉，他編：慢性透析患者の腫瘍マーカー．日本臨床．2004；62(6)：391-4．

▷1章 がんと日常的検査

5 がん関連ウイルス検査

梅北邦彦／岡山昭彦

はじめに

　国際がん研究機関(International Agency for Research on Cancer：IARC)により発がん性があるとされているウイルス感染症としてはB型およびC型肝炎ウイルス(hepatitis B virus：HBVおよびhepatitis C virus：HCV)，Epstein-Barrウイルス(EBV)，特定の血清型のヒトパピローマウイルス(human papillomavirus：HPV)，ヒトT細胞白血病ウイルス1型(human T-cell leukemia virus type1：HTLV-1)がある[1]。このほかにもhuman herpesvirus 8(HHV-8)やhuman immunodeficiency virus(HIV)なども，発がんとの関連が推測されているが，本項では割愛する。

　HBV，HCV，HTLV-1に関しては，主に血液を対象とした抗原や抗体の検査および遺伝子検査が行われている。表1～3にまとめた，主に汎用機器で測定されるスクリーニング検査のほかにも，イムノクロマト法，ラテックス凝集法，enzyme linked fluorescent assay(ELFA)法，magnetic agglutination test(MAT)法，passive hemmaglutination(PHA)法などがあり，定性的方法(通常，検出法と表記)と定量的方法(通常，測定法と表記)がある。また反応強度はcut off index(COI)やsample/cut-off(s/CO)，あるいは検査法に応じた単位で表記される。定量法ではinternational unit(IU)やモル濃度，希釈倍数などで表記される。抗体測定では中和抗体との競合の割合によって測定される場合もあり，COIやs/COが1以下の場合に陽性となるため，インヒビションの割合をパーセントで表記し，陽性者の値が高くなるように表示している場合もある。

表1 ▶ B型肝炎ウイルス抗原,抗体検査

測定	代表的方法	陽性基準	測定範囲
HBs抗原検出 HBs抗原測定	CLEIA, CLIA, ECLIA BLEIA, CLEIA, CLIA, ECLIA	COI ≧ 1.0	0.005〜52,000 IU/mL (試薬により異なるため要確認)
HBs抗体検出 HBs抗体測定	CLEIA CLEIA, CLIA, ECLIA	≧ 10 mIU/mL	0.002〜1,000 IU/mL (試薬により異なるため要確認)
IgM-HBc抗体検出 HBc抗体検出	CLEIA, CLIA, ECLIA CLEIA, CLIA, ECLIA	COIあるいはs/CO ≧ 1.0 COIあるいはs/CO ≧ 1.0	
HBe抗原検出 HBe抗体検出	CLEIA, CLIA, ECLIA CLEIA, CLIA, ECLIA	COIあるいはs/CO ≧ 1.0 COIあるいはs/CO ≦ 1.0, %inhibition ≧ 50, index > 1.2など (試薬により異なるため要確認)	

BLEIA:bioluminescent enzyme immunoassay, CLIA:chemiluminescent immunoassay, CLEIA:chemiluminescent enzyme immunoassay, ECLIA:electrochemiluminescence immunoassay, COI:cut off index, s/CO:sample/cut off
陽性基準や測定範囲は各試薬の添付文書に準じた

表2 ▶ C型肝炎ウイルス抗原,抗体検査

測定	代表的方法	陽性基準	測定範囲
HCV抗原測定	CLEIA, CLIA		3〜200,000 fmol/L (試薬により異なるため要確認)
HCV抗体検出	CLEIA, CLIA, ECLIA	COIあるいはs/CO ≧ 1.0 (試薬により高,中,低力価判定可能なものがある)	

CLEIA:chemiluminescent enzyme immunoassay, CLIA:chemiluminescent immunoassay, ECLIA:electrochemiluminescence immunoassay, COI:cut off index, s/CO:sample/cut off
陽性基準や測定範囲は各試薬の添付文書に準じた

方法により陽性と陰性を区別するカットオフ値が異なるので,注意が必要である。HPVでは子宮頸部より得られた検体を対象とした遺伝子検査が行われている。

表3 ▶ ヒトT細胞白血病ウイルス(HTLV)抗体検査

測定対象	方法	メーカー	1型，2型の判別可	陽性基準値
スクリーニング検査	CLEIA	シスメックス		COI≧1.0
	CLEIA	富士レビオ	○	COI≧1.0
	CLIA	アボット	○	s/CO＞1.0
	ECLIA	ロシュ	○	COI≧1.0
	PA	富士レビオ		希釈1：16以上
確認検査	WB	富士レビオ		抗原との反応パターンで判定
	LIA	富士レビオ	○	抗原との反応パターンで判定

CLEIA：chemiluminescent enzyme immunoassay, CLIA：chemiluminescent immunoassay, ECLIA：electrochemiluminescence immunoassay, PA：particle aggutination, WB：western blot, LIA：line immunoassay, COI：cut off index, s/CO：sample/cut off
陽性基準は各試薬の添付文書に準じた

HBV

❶ 性状

　ヘパドナウイルス科に属するDNAウイルスであり，約3.2 kBの環状不完全2重鎖構造を有し，血液，体液を介してヒトからヒトへ感染する[2, 3]。母子間の垂直感染と性交渉による水平感染が主な感染経路である。乳幼児期以前の感染では持続感染者（キャリア）となりやすい。成長後，顕性あるいは不顕性の肝炎を発症し，非活動性キャリアへ移行する例が多いが，10～15％では肝障害が持続し，肝癌のハイリスク群となる。成人の水平感染では通常一過性感染が多いが，近年慢性化しやすい海外由来のゲノタイプがみられる。なお，わが国の感染者数は110万～140万人と推測されている。

❷ 測定，精度，基準値（カットオフ値）

　代表的なスクリーニング検査法を表1に記した。通常HBVによる肝疾患を疑う患者では、抗原検査を行う。外殻蛋白であるHBs抗原とプレコア蛋白由来のHBe抗原が重要であり、血液中に検出されるため測定可能である。免疫状態はHBs抗体，HBe抗体，さらにコア蛋白に対する抗体であるHBc抗体で評価する。微量のウイルス検出やウイルス量の評価にはHBV-DNA量を測定する。

(1) HBs抗原検査
感染の活動性の判断に用いる。

・定性法

表1に挙げた多数検体を検査する方法のほかにも迅速なイムノクロマト法など，種々の方法が用いられる。

・定量検査

高感度でウイルス量の少ない症例の測定に適しているものや，ウイルス量を幅広く定量できるものなど，方法ごとの特徴がある。

(2) HBs抗体

　HBVに対する免疫が成立しているかどうかを判断する。しかし感染とは無関係に，近年普及しているHBVワクチン接種者もHBs抗体陽性となるため注意する（HBc抗体は陰性）。

(3) HBe抗原，抗体
　HBs抗原陽性者のウイルス感染における活動性評価のために測定する。

(4) HBc抗体
　IgM-HBc抗体を含めて主に既感染か新規感染かの判定に用いる。

(5) HBV-DNA量

主にHBV感染の活動性の判定に用いる。リアルタイムPCR法（測定範囲：1.0～9.00 Log IU/mL）のほか，いくつかの方法があり，定量的にウイルス核酸量を測定する。

(6) その他

上記の一般的検査に加えて，HBcr（HBV core related）抗原量は抗ウイルス療法中の評価，HBs抗原サブタイプ，HBV遺伝子型などは疫学的な目的などで測定されることがある。

❸ 成績の解釈

　HBs抗原陽性は活動性のHBV感染を示唆し，本ウイルス感染後の急性期において陽性となる。HBs抗原量は肝細胞内のHBVウイルス量と相関する。急性感染がおさまるとHBs抗原陰性，HBs抗体陽性へ変化する。HBs抗原陽性の状態が続くとHBVキャリアとなり，慢性肝炎へ進展する率が高くなる。HBe抗原陽性はHBVの増殖が活発であることを意味し，HBs抗原陽性者の中でもウイルス量の多い状態と考えられる。HBs抗原陽性でも，HBe抗原が陰性化しHBe抗体陽転化が起こると肝炎の活動性はおさまることが多い（seroconversion）。IgM-HBc抗体陽性は新規感染，高力価のHBc抗体陽性は一般に既往感染を意味する。

　近年，一般に治癒状態と考えられてきたHBs抗体やHBc抗体の陽性者においてもHBV-DNAが検出され，がん化学療法時などに稀に*de novo*肝炎を発症することが判明した。このため，このような治療を行う際にはHBs抗原陰性でもHBs抗体やHBc抗体を測定し，陽性者では治療前，および治療中にHBV-DNA検査を行うことが推奨されている。

❹ 悪性腫瘍における意義

　主に母子感染によって成立したHBVキャリアでは慢性肝炎，肝硬変へ進展し，原発性肝癌の発症リスクが高まる。高齢，男性，肝線維化進行に加えて，HBe抗原陽性，HBV DNA量高値などが肝発癌のリスクが高いとされている。

HCV

❶ 性状

　フラビウイルス科ヘパシウイルス属に属するRNAウイルスであり，主に血液を介してヒトからヒトへ感染する。ウイルススクリーニングが始まった1990年以前の輸血や消毒が不十分な注射針の使用などが過去の感染の原因と疑われている。母子感染や性行為感染もありうるが低率である。わが国の感染者数は190万～230万人と推測されている[2,3]。

❷ 測定，精度，基準値（カットオフ値）

　代表的なスクリーニング検査法を表2に記した。HCV感染症のスクリーニングには抗体の有無と抗体価を用いる。抗体が陽性の場合，ウイルス血症を伴う活動性の感染者の場合と既往感染の場合の両方がありうる。前者の抗体価は一般に高いが，必ずではないため，ウイルス血症の有無は核酸検査（HCV-RNA）で確認する必要がある。またウイルス抗原を直接測定する方法（HCVコア抗原検査）も有用である。

(1) HCV抗体

　現在はウイルスのNS3領域（c200），コア領域（c22-3）にNS5領域の

抗原を加えた第3世代抗体測定系が開発されており，ほぼ100％の感度で抗体陽性者を検出できる。

(2) HCV-RNA検査

リアルタイムPCR法（測定範囲：1～8.00 Log IU/mLレベル）などの遺伝子検査が広く用いられている。定量検査は治療効果予測にも用いられる。

(3) HCV抗原

HCVコア蛋白量を測定する。ウイルス血症の有無の判断および治療効果予測にも用いられる。

(4) その他

上記のほかにHCV遺伝子型（genotype）あるいは抗体型（serotype）を測定し，抗ウイルス薬の選択・治療効果予測に用いる場合もある。

❸ 成績の解釈

急性肝炎もありうるが，多くはない（わが国では年間30～60例）。新規感染後1～3カ月は抗体陰性の時期（ウインドウ期）があり，抗体でのスクリーニングはできない。新規感染者の30～40％は一過性感染で終わるが，60～70％が高力価抗体陽性，HCV-RNA陽性，HCV抗原陽性で持続感染（慢性肝炎）となる。しかし，近年の抗ウイルス薬の進歩により高率にウイルスの排除が可能となった。

❹ 悪性腫瘍における意義

HCV-RNA陽性あるいはHCV抗原陽性のキャリアは多くの場合，慢性肝炎患者であり，10～16％が20～30年後に肝硬変に移行し，肝硬変

EBV

❶ 性状

　ヘルペス属ウイルス(ヒトヘルペスウイルス4型)であり，約170 kBの2本鎖DNAを有する[4]。唾液などを介してヒトからヒトへ感染する。乳幼児期に感染した場合はほとんど不顕性感染であるが，思春期以降の感染では伝染性単核症を発症することがある。感染後はリンパ球などに潜伏感染し，生涯にわたって排除されない。わが国の成人の約90%は感染者である。蚊刺過敏症などを含む慢性活動性EBウイルス感染症などのほか，リンパ腫，上咽頭癌，胃癌などの悪性腫瘍の原因となることがある。

❷ 測定，精度，基準値(カットオフ値)

　感染のスクリーニングは通常，抗体測定によって行われる。抗原としては，early antigen(EA)，viral capsid antigen(VCA)，EBV-determined nuclear antigen(EBNA)が重要であり，伝染性単核症(初感染)の診断などに用いられる。慢性活動性EBV感染症やEBV関連の悪性腫瘍などの診断には遺伝子検査が用いられる。

(1) EBV関連の主な抗体

　EA抗体，VCA抗体，EBNA抗体を免疫蛍光染色(immunofluorescent：IF)法ないし酵素免疫測定(enzyme immunoassay：EIA)法で測定する。通常IF法では10倍未満を陰性，EIA法では0.5未満を陰性と判定する。

(2) EBV-DNA定量

リアルタイムPCR法を用いて主に末梢血液(全血，血漿，単核細胞)中のEBVウイルス量を定量的に測定し，容積あるいは細胞数当たりのコピー数で表す。ウイルス量とEBV関連疾患の間には関連が示唆されているが，測定検体や方法の異なるものを比較することはできず，解釈には注意を要する。

(3) EBER (EBV encoded small RNAs) 検索

リンパ節などの生検標本を用いて，*in situ*ハイブリダイゼーション法により組織におけるEBV感染細胞の有無を調べる。

❸ 成績の解釈

既感染者では，IgG-VCA抗体陽性，EBNA抗体陽性である。伝染性単核症を含む初感染では，IgG-VCA抗体あるいはIgM-VCA抗体が陽性であるが，EBNA抗体は陰性である。慢性活動性EBV感染症ではEA抗体陽性やVCA抗体高値，EBNA抗体陰性など，通常の既感染とは異なるパターンになることがあり，EBV-DNA定量で高値を示すことが多い。

❹ 悪性腫瘍における意義

バーキットリンパ腫，ホジキンリンパ腫，T細胞/NK細胞リンパ腫，免疫不全関連リンパ増殖性疾患の一部はEBV関連リンパ腫と考えられている。上皮細胞系悪性腫瘍においても上咽頭癌や胃癌の一部ではEBVが関与していると考えられている。バーキットリンパ腫，上咽頭癌ではIgA-EA抗体が異常高値を示すとの報告がある。EBV関連悪性腫瘍を疑った場合は，生検組織においてEBER陽性であるかどうかを検討する。EBVの潜伏様式により遺伝子の発現様式も異なるとされているが，臨床検査では一般に用いられていない。

HPV

❶ 性状

　パピローマウイルス属に属する環状構造の2本鎖DNAウイルスであり，200種類以上の遺伝子型が報告されている。伝播は接触によるが，皮膚に感染する型と粘膜に感染する型に大別される。長くHPV感染は一過性であると考えられてきたが，近年，検出感度以下の状態で潜伏している可能性が指摘されている。皮膚の疣贅（いぼ），尖圭コンジローマ，子宮頸癌などの原因となるが，疾患との関連は遺伝子型により異なる。子宮頸癌の原因となる遺伝子型HPVをハイリスクHPVと呼ぶ[5]。近年，ハイリスクHPVに対するワクチンが実用化され，子宮頸癌予防のために用いられている。

❷ 測定，精度，基準値（カットオフ値）

　抗体測定は一般臨床では用いられず，病原体診断は遺伝子検査である。子宮頸部擦過細胞診などの検体において *in situ* ハイブリダイゼーションでHPV-DNAを証明し，陽性の場合，HPV遺伝子型を決定する。

(1) HPVグルーピング検査

　主なハイリスクHPVである16，18，31，33，35，39，45，51，52，56，58，59および68の13種類の遺伝子型を検出可能なhybrid capture法，PCR法などがある。

(2) HPVジェノタイピング検査

　loop-mediated isothermal amplification（LAMP）法とDNAチップ法を組み合わせた方法やPCR-reverse sequence specific oligonucleotide probe(PCR-rSSO)法があり，上記ハイリスクHPVのジェノタイピングを行う。

❸ 成績の解釈

HPV遺伝子型として，疣贅などの皮膚病変を起こす1，2や，尖圭コンジローマを起こす6，11など，多数あるが臨床的に用いられることは少ない。

❹ 悪性腫瘍における意義

子宮頸癌との関連が強い主なハイリスクHPVの遺伝子型としては，16，18，31，33，35，39，45，51，52，56，58，59，68，73，82などが知られている。わが国における子宮頸癌では特に16，18，52，58の遺伝子型の頻度が高いとされている。HPV核酸検査は子宮頸癌の前がん病変のスクリーニングや，前がん病変と診断された場合の検診の間隔，治療方針決定に利用されている。

HTLV-1

❶ 性状

ヒトのレトロウイルスであり，約9 kBの2本鎖RNAを有する。主な感染経路は母子間，配偶者間の家族内感染である。1980年代に血液製剤の抗体スクリーニングが始まるまでは輸血による感染もみられた[6]。いったん感染が成立するとHTLV-1は主にCD4陽性リンパ球のゲノムにプロウイルスとして組み込まれ，抗体陽性の感染者（キャリア）となる。キャリアの多くは生涯無症候性であるが，一部（およそ5%以下）からHTLV-1

関連疾患である成人T細胞白血病（ATL），HTLV-1関連脊髄症（HAM）および，HTLV-1関連ぶどう膜炎などの発症がみられる。わが国におけるキャリアは約90万人と推定されており，九州，沖縄地域以外の大都市圏では増加傾向にあることが報告されている。

❷ 測定，精度，基準値（カットオフ値）

　代表的な抗体検査法を表3に記した。ATLやHAM，HTLV-1関連ぶどう膜炎を疑った場合，献血者，妊婦検診などでHTLV-1感染のスクリーニングのために検査される。抗体スクリーニング陽性の場合でも，特にHTLV-1感染者の少ない地域では過半数が偽陽性である。このため，スクリーニング陽性者では必ず確認検査を行う必要がある。確認検査でも確定できない場合は遺伝子検査を行う。

(1) HTLV抗体スクリーニング検査
　HTLV-1抗体検出を目的とするが，主に海外でみられるHTLV-2の判別ができるものもある。

(2) HTLV-1抗体確認検査
　ウイルス特異抗原に対する抗体の反応（バンド）パターンにより抗体陽性か否かの確定を行うが，この方法でも確定できない場合がある。

(3) HTLV-1遺伝子検査
　抗体の有無が血清学的に確認検査でも判定できない場合は，対象者単核球中のプロウイルスの有無を，PCR法を用いて判定する。またATLを疑う場合は，サザンブロット法によりクローナリティを検査する。

❸ 成績の解釈

　HTLV-1関連疾患を疑う場合は，まずHTLV-1抗体を測定しキャリアであることを確認する。抗体スクリーニング検査陽性を確認検査でも確定できれば，例外なくキャリアである。感染の確認は妊婦検診においては母乳哺育を行うかどうかの判断のため特に重要である。HAM患者では髄液抗体陽性であることが診断に寄与する。

❹ 悪性腫瘍における意義

　ATL患者ではHTLV-1抗体のみならず，サザンブロット法により感染細胞のゲノムにおけるHTLV-1プロウイルスの組み込み部位を調べ，感染細胞の単クローン性増殖であるかどうかを確認する。

【引用文献】
1) Boccardo E, et al:Viral origins of human cancer. Curr Med Chem. 2007;14(24):2526-39.
2) 江口有一郎:本邦におけるウイルス性肝疾患の現状と展望. 日内会誌. 2018;107(1):10-8.
3) 坪内博仁, 他:ウイルス性肝炎の治療. 臨とウイルス. 2010;38(3):161-9.
4) 茂木　愛, 他:EBウイルス 悪性腫瘍(Burkittリンパ腫, 上咽頭がん). 臨と研. 2018;95(4):376-80.
5) 川名　敬:ヒトパピローマウイルス(HPV)遺伝子. Medicina. 2015;52(4):595-7.
6) 梅木一美, 他:HTLV-1とその検査法. 日検血会誌. 2017;18(1):96-104.

2章 がんのスクリーニング検査

▷ 2章　がんのスクリーニング検査

1　便潜血（便ヘモグロビン検査）

三宅一徳

はじめに

　便潜血検査（faecal occult blood test：FOBT）は，便中のヘモグロビンを検出することで肉眼的に観察できない微量の消化管出血を検出する検査である．便潜血検査には便中のヘモグロビンが持つ化学的特性を利用する古典的な化学法と，ヒトヘモグロビンを抗原抗体反応で特異的に検出する免疫法がある．化学法は非特異反応頻度が高く，わが国では臨床検査としての役割を終えたとして平成24年に保険適用項目から削除され，測定試薬の販売も終了した．一方，欧米では継続して広く使用されている．免疫法による検査は，わが国の保険診療では「糞便中ヘモグロビン」という名称が使用されており，変法と言える「糞便中ヘモグロビンおよびトランスフェリン同時測定」の両者が便潜血検査として利用されている．

測定法と検査特性・精度

❶ 化学法

　ヘモグロビンの持つペルオキシダーゼ様活性を利用して便中への出血を検出する．色原体をしみ込ませた濾紙に便を薄く塗布し，これに反応基質として過酸化水素水を滴下し，色原体の酸化により生じる呈色反応を肉眼で判定する．色原体としては高感度のオルトトリジン（歴史的）とテトラメチルベンチジン（TMD）を利用する方法と，比較的検出感度の低いグアヤックを利用する方法がある．現在，欧米ではグアヤックを用いる試薬キッ

トが，がん検診に使用されている。がん検診に用いるキットでは，被験者自身がヘラで便を採取し濾紙に塗布して提出する。

　化学法は検査手技が簡便で即時に結果が得られ，安価である。加えてペルオキシダーゼ様活性は胃酸や消化酵素・腸内細菌の作用を受けてヘモグロビンが変性しても残存するため全消化管の出血と反応する。一方，食肉中のヘモグロビンやミオグロビンでも陽性化するほか，ペルオキシダーゼ様作用を示す食物中の多様な成分や鉄剤などとも反応し，偽陽性反応の頻度が高い。このため，がん検診では低感度のグアヤック法が使用され，検査前3日間は内容を制限した食事（潜血食）を摂取して実施する。

❷ 免疫法（便ヘモグロビン検査）

　ヒトヘモグロビンに対する抗体を用い，抗原抗体反応で便中のヒトヘモグロビンを特異的に検出する。このため偽陽性反応はきわめて低頻度で食事制限も必要としない。しかし，上部消化管出血ではヘモグロビンが胃酸による変性や消化酵素・腸内細菌による分解を受け抗原性を失う。このため，免疫法は上部消化管出血とはほとんど反応せず，主に大腸・直腸の出血を検出する。なお，血液中のトランスフェリンは変性を受けにくいため，ヒトトランスフェリンを同時に測定する変法も一部で用いられている。

　免疫法は便抽出液を試料とするため，微量（10 mg程度）の便を採取して緩衝液に溶解する各測定キット専用の採便容器（図1）が利用される。大腸癌による出血は便表面に付着するため便表面を擦過して採取する方法が推奨されるが，熟練した臨床検査技師が行っても採取によるばらつきは50％を超える検体がある。通常，被験者自身により採取されるが，過剰・過少量の採取は偽陽性・偽陰性の原因となるため，採取法の十分な説明が必要である。また，トイレ洗浄剤中の界面活性剤の混入が偽陰性の原因となるため，水に浮く採便シートの併用が推奨される。なお，ヘモグロビンの分解・変性は容器中でも継続するため採取後は冷暗所に保存し，速やか

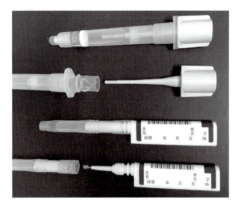

図1 ▶ 便ヘモグロビン検査用採便容器
スティック状の採便棒先端の溝あるいはブラシに便を採取し，アプリケータで過剰な便を除去し，緩衝液に懸濁・溶解する

に提出・測定する必要がある。

　数十種の測定試薬キットが上市されているが，定性反応では抗体結合金コロイド粒子を利用する免疫クロマトグラフィー法が，自動化機器による定量法ではラテックス凝集比濁法，金コロイド凝集比色法，磁性粒子凝集法が頻用されている。

　免疫法定量値は抽出液中の濃度（ng/mL）として得られるが，採便容器の便採取量と緩衝液量が各社で異なるため，抽出液中でのヘモグロビン濃度はメーカーによる差異が大きい。疑似便を用いた精度管理調査結果では，同一試料からの抽出液定量値は測定系により約5倍の差がある[1]。このため異なるメーカー間での測定値比較には便中濃度換算値（μg/g便）を用いる必要がある。定量値の再現性は変動係数（CV）で10％程度，同一メーカーでの施設間差は10〜15％程度である。

　なお，多くの測定キットは1,000〜2,000 ng/mLを検出上限としている。これを超える濃度の検体（完全な血便など）ではプロゾーン現象のために定量値が低下したり，定性反応が陰性化したりすることがあり，希釈測定が必要となる。

臨床的意義

化学法は口〜肛門までの全消化管の出血をとらえるが，便ヘモグロビン検査は主に下部消化管の出血をとらえる臨床検査として利用される（図2）[2]。

大腸癌スクリーニング検査での感度・特異度，カットオフ値

大腸癌や，一部がその前駆病変である腺腫でも大きさが10 mmを超えると出血が頻繁となることから，便潜血検査で効率良く検出することができる。大腸癌からの出血は間欠的な場合も多く，便中での分布も不均一であるため，大腸癌スクリーニング検査では連日の検査が感度の向上に有効

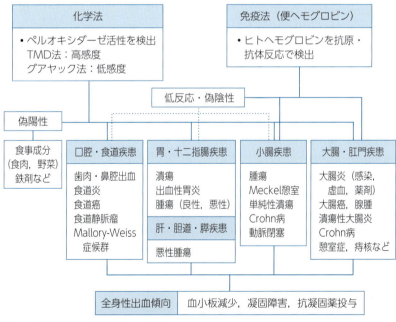

図2 ▶ 便潜血検査が陽性となる状態
〔三宅一徳：糞便検査．標準臨床検査医学 第4版．高木 康，他編．医学書院，2013, p42-7.より医学書院の許諾を得て改変〕

とされており，わが国の大腸がん検診では2日連続での検査が実施されている。

　追跡法での大腸癌に対するスクリーニング検査の感度は，化学法で43.8〜79.4％，特異度79.9〜97.7％，便ヘモグロビン検査では，感度63.6〜86.2％，特異度は94.4〜97.6％とされる[3]。

カットオフ値▶便ヘモグロビン検査のカットオフ値は，消化管出血検出のための診療用検査としては10 μg/g便（ラテックス凝集比濁法では50 ng/mL）が用いられ，定性キットの多くもこの値を検出感度に設定している。一方，大腸がん検診ではカットオフ値を20〜30 μg/g便（100〜150 ng/mL）と高値に設定することが多い。これはスクリーニング陽性者に対する有効な二次検査が大腸内視鏡に限られるため，特異度を高く設定して要精検者数を限定するためである。この結果，単回の検診の感度は45％程度に低下する。しかし，大腸癌は前臨床期間（無症状期）が約7年と長く，毎年（逐年）検診を実施することで大部分の大腸癌を前臨床期に見出せるとされる[3]。

　現時点では，便ヘモグロビン検査のカットオフ値は検査施設によりばらつきがあり，統一的な基準範囲も存在しない。したがって，利用する検査施設のカットオフ値がどのように設定されているかを把握しておく必要がある。

【引用文献】

1) 日本臨床衛生検査技師会：平成29年度日臨技臨床検査精度管理調査報告書—⑥　一般検査サーベイ. 2018, p33-40.
2) 三宅一徳：糞便検査. 標準臨床検査医学　第4版. 高木　康，他編. 医学書院, 2013, p42-7.
3) 西田　博：便潜血検査. 大腸がん検診マニュアル. 日本消化器がん検診学会　大腸がん検診精度管理委員会, 編. 医学書院, 2013, p22-9.

2 ペプシノゲンとピロリ菌検査によるピロリ菌胃炎の診断と胃がんリスク層別化検査，除菌判定

古田隆久

ピロリ菌感染と胃炎，胃癌と血清ペプシノゲン

　H. pylori 感染は胃炎を引き起こし，それを背景に消化性潰瘍などの良性病変から，胃癌や胃マルトリンパ腫といった悪性病変に至るまで様々な胃疾患を引き起こすため，現行の保険診療においても H. pylori 感染胃炎を1つの疾患ととらえ，除菌療法を行うことが可能となっている。

　この H. pylori 感染による胃炎の状態を反映するものに，血清ペプシノゲン (PG) がある。血清PGは胃粘膜の炎症や萎縮の程度を反映しており，臨床の場では，胃がん検診や H. pylori 除菌の成否マーカーとしての有用性が報告されている。

血清PGと H. pylori 感染，胃の炎症と萎縮

　血清PGは胃の細胞から分泌される消化酵素ペプシンの前駆体で，PG ⅠとPG Ⅱに大別される。PG Ⅰは主に胃底腺領域の主細胞と胃腺頸部粘液細胞から，PG Ⅱは胃全体（主細胞，胃腺頸部粘液細胞，幽門腺細胞）並びに十二指腸のブルンネル腺からも分泌されるなど，PG ⅠとPG Ⅱでは分泌される範囲と性質が異なる（図1）。いずれも一定量が血中に漏れ出てくるため，血清のPG Ⅰ，PG Ⅱとして測定可能である[1]。PGは，胃粘膜の炎症や傷害によって血中に漏れ出てくる量が増加する。さらに炎症による胃酸分泌抑制に呼応して，上昇する血清ガストリンの影響も受けてさらに上昇する。そのため，PG ⅠやPG Ⅱは炎症の指標となりうる。しかし，萎縮の進行などでそれを分泌する細胞が減少すると低下する。すなわち，

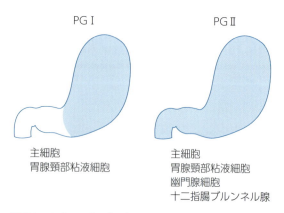

図1 ▶ ペプシノゲン(PG) I, Ⅱの産生部位
PG Iは胃底腺領域, PG Ⅱは胃全体から十二指腸にかけて産生細胞が分布している

　*H. pylori*感染によって胃粘膜に炎症が惹起されると，血清PG IもPG Ⅱも上昇する．その際，PG Ⅱの上昇のほうが顕著であるため，PG I/PG Ⅱ比は低下する．さらに*H. pylori*感染に伴う萎縮が進行して胃底腺領域が縮小すると，PG Iの分泌領域が減少することとなり，血清のPG Iも低下する．したがって，*H. pylori*の感染によって，血清PG Iは炎症の影響でいったんは上昇するが，萎縮の進行とともに低下し，結果としてPG I/PG Ⅱ比はますます低下してくるのである．また，PG Ⅱも高度萎縮となると低下してくる[2]．以上のごとく，血清PGは，胃粘膜の炎症と萎縮を反映するのである(図2)[3]．

　抗*H. pylori* IgG抗体は，*H. pylori*の感染に伴って産生され，血中，尿中から検出可能である．血清の抗*H. pylori* IgG抗体価は，感染の持続中は陽性であるが，胃粘膜萎縮が進行すると，*H. pylori*の菌量の低下，何らかの免疫応答に変化が起こり，抗体価が低下する[4](図2)[3]．したがって，高度の萎縮進行例では，抗*H. pylori* IgG抗体価がカットオフ値以下となり，陰性と判断される場合がある[5]．

　血清PGおよび血清抗*H. pylori* IgG抗体価の加齢に伴う炎症・萎縮の

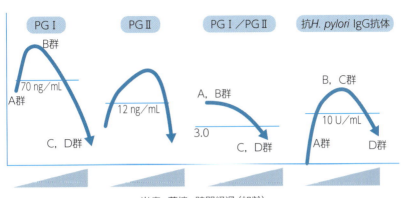

図2 ▶ 血清ペプシノゲン(PG)I, PGⅡ, PGI/PGⅡ比, 抗 *H. pylori* IgG抗体価の加齢に伴う炎症・萎縮の進展に伴う変化の模式図

(文献3より転載)

進展に伴う変化は，後述する胃がんリスク層別化検査法でのA〜D群に相当した変化に該当する(図2)[3]。

血清PGの測定

　血清PGⅠ，PGⅡの測定には，現在ではラテックス凝集免疫比濁法(LIA法)，化学発光酵素免疫測定法(CLEIA法)，化学発光免疫測定法(CLIA法)によるキットが市販されている。血清PGにはWHOの提供する標準品がないため，キット間で値が異なるという問題がある。

　CLEIA法で測定した場合の *H. pylori* 未感染成人の血清PGは，PGⅠが41.9±11.6 ng/mL，PGⅡが7.8±2.3 ng/mL，PGⅠ/PGⅡが5.5±1.2 ng/mLとする報告がある[6]。

抗 H. pylori IgG 抗体価の測定

　抗 H. pylori IgG 抗体価は EIA 法や CLEIA 法によるキットと，最近ではLIA 法によるキットが発売されている（表1）。

表1 ▶ 抗 H. pylori IgG 抗体測定キット

キット名	測定方法	カットオフ値	検出下限	発売元
Eプレート'栄研' H.ピロリ抗体Ⅱ	EIA	10.0 U/mL	3.0 U/mL	栄研化学
スフィアライト H.ピロリ抗体・J	CLEIA	4.0 U/mL	0.2 U/mL	和光純薬
H.ピロリ IgG「生研」	EIA	10.0 U/mL	3.0 U/mL	デンカ生研
LZテスト'栄研' H.ピロリ抗体	LIA	10.0 U/mL	3.0 U/mL	栄研化学
Lタイプワコー H.ピロリ抗体・J	LIA	4.0 U/mL	2.0 U/mL	和光純薬
H.ピロリ-ラテックス「生研」	LIA	10.0 U/mL	3.0 U/mL	デンカ生研

抗 H. pylori IgG 抗体価の陰性高値問題

　「Eプレート'栄研' H. ピロリ抗体Ⅱ」という抗 H. pylori IgG 抗体キットに関して，日本ヘリコバクター学会はその値の扱いに対しての注意喚起を行った。特に胃がん検診の場合では，抗体価3 U/mL 未満のみで，胃癌低リスク（ピロリ菌未感染）と断定できないことに加えて，抗体価3〜9 U/mL のいわゆる陰性高値の場合に，ピロリ菌感染例，除菌後例が高率に混在しており，注意が必要とのことであった。したがって，日常診療のカットオフ10 U/mL と，検診のカットオフ3 U/mL が混在しており，注意が必要である。他社の抗体試薬（H. ピロリ-ラテックス「生研」，Lタイプワコー H. ピロリ抗体・J）では，この問題は惹起されていない。

ペプシノゲン法とABCリスク検診

　三木は，上述の血清PGの炎症と萎縮を示す性質を応用し，胃癌が発生しやすい胃を絞り込む方法を開発した[7, 8]。いったん上昇したPG Iが萎縮の進行で低下し，さらに炎症の増悪との兼ね合いでPG I/PG II比も低下する。そして，PG Iが70 ng/mLかつPG I/PG IIが3をカットオフ値として用いることで，効率良く胃癌リスクの高い例が抽出できたのである。この血清PG値による胃癌リスクの評価法がペプシノゲン法（以下，PG法）と命名されており，PG Iが70 ng/mL以下，かつ，PG I/PG IIが3以下の場合をPG法陽性という。

　PG法が考案された頃は H. pylori 感染についてはわかっていなかった。その後 H. pylori 感染がほとんどの胃癌の原因であることが判明し，H. pylori 感染の有無も評価に加えることによって，PG法陰性でも H. pylori 感染があり，胃癌のリスクを有する症例の拾い上げを加えることとした。そして，抗 H. pylori IgG抗体での H. pylori 感染の状態と併せて胃癌リスクの状態を評価する方法が立案され，それが「胃がんリスク層別化検査」，それによる胃がんリスク検診がいわゆる「ABCリスク検診」である。

ABCリスク検診とその精度

　ABCリスク検診は，抗 H. pylori IgG抗体検査とPG法を組み合わせたもので，2×2の4群のA，B，C，D群に分類して胃癌リスクを評価するものである（表2）。

　胃癌の発見頻度は，A

表2 ▶ ABC検診のリスク分類

		抗 H. pylori IgG抗体 (胃癌発見頻度)	
		陰性	陽性
PG法	陰性	A群 (低い)	B群 (1/1,000)
	陽性	D群 (1/80)	C群 (1/400)

群ではほとんどみられず，B群で1,000例に1例，C群で400例に1例，D群では80例に1例程度と言われている。一方で，胃癌症例からみるとそのうちの約7%がA群であるとする報告もある。したがって，個々の症例における胃癌の発見というよりは，集団の胃癌死亡率の低下をめざす対策型の検診の一次検査として用いられることが多い。

胃炎の存在診断としての血清PG

現行（2018年6月現在）の保険診療では，胃内視鏡検査を施行して胃炎の診断が確定するまで H. pylori の検査を行うことはできない。一方で，血清のPGは胃粘膜の萎縮，炎症の指標であることから，血清PGの測定を先行することによって胃炎の有無の推定ができ，内視鏡検査の勧奨に用いることができる。上腹部痛を主訴とした患者において内視鏡検査の承諾が得られない場合に，血清PGを測定することで胃炎の有無を推定でき，胃炎が疑われれば，内視鏡検査を強く勧める根拠となる。

血清PGによる胃炎診断の基準はPG法とは異なり，北村ら[9]は，PGⅠが12 ng/mL以上，または，PGⅠ/PGⅡ比が4.5以下のものを H. pylori 胃炎ありとした場合，感度94%，特異度74%，正診率93%という高い精度で診断可能としている。血清PGによる胃炎診断は，「H. pylori 感染の診断と治療のガイドライン2016改訂版」[10]にも掲載されている。

H. pylori の除菌の成否のマーカーとしての血清PG

H. pylori の除菌にて胃の炎症が改善すると，血清に漏れ出るPGⅠとPGⅡが低下し，胃酸分泌も改善するため，血清ガストリンも低下するため，PGⅠ，PGⅡへの産生刺激が低下してPGⅠもPGⅡも低下するが，炎症をより強く反映したPGⅡの低下がPGⅠよりも大きいため，PGⅠ/PGⅡ比は増加する。除菌失敗例ではこうした変化は認めない（図3A，B，C）[3]。

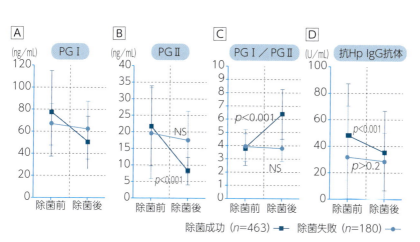

図3 ▶ 除菌の成否別の除菌前から除菌療法終了1カ月での血清PGI(A), PGⅡ(B), PGI/PGⅡ比(C), および抗Hp IgG抗体(D)の推移

除菌成功例では, 血清PGIやPGⅡが低下するが, PGIよりもPGⅡの低下のほうが低下の程度が大きいため, PGI/PGⅡ比は除菌後に増加する。また, 抗Hp IgG抗体価も除菌後1カ月で低下しはじめている

(文献3より転載)

この血清PGの除菌前後の変化を*H. pylori*の除菌判定に応用した報告は多く認められるが[11, 12], その本質は*H. pylori*除菌成功に伴う胃炎の改善を意味しているのである。したがって, 除菌に伴う血清PGの変化は, 除菌成功に伴う感染宿主側の変化を示しており, 抗*H. pylori* IgG抗体測定以外の, 菌の検出を目的とした他の検査方法とは大きくその意味が異なる。

血清抗*H. pylori* IgG抗体価も除菌にて低下する(図3D)[3]。

血清PGの変化率による除菌判定

筆者ら[12]は, 血清PGの除菌前後の変化において, 治療前値のPGI/PGⅡ比が5.0未満では+25%以上の増加, 治療前値のPGI/PGⅡ比が5.0以上では+10%以上の増加をもって除菌成功と判定した場合の, その判定法の感度, 特異度, 有用度をそれぞれ100.0%, 93.1%, 96.2%と

報告している。この判定方法は，PG変化率法と命名され[13]，きわめて高い精度で除菌判定が可能であることが他からも報告されている[14, 15]。血清PGによる除菌判定は，「H. pylori感染の診断と治療のガイドライン2016改訂版」[10]にも掲載されている。

H. pyloriの除菌のABCリスク検診への影響

　除菌に成功すると血清PGⅠやPGⅡが低下するが，PGⅠよりもPGⅡの低下のほうが通常大きいため，PGⅠ/PGⅡ比は除菌後に増加し，3以上となりやすい。また，抗H. pylori IgG抗体も，除菌前低抗体価例では，カットオフ値以下になる場合もあり，陰性評価となりやすい。したがって，除菌前のC群はB群の範疇に入りやすく，また，除菌前低抗体価の症例では，除菌後に抗体価が10未満となってA群となってしまう場合もある。近年では，一部の抗体キットでは抗体価の下限をカットオフ値にするという対応をしているが，血清のPGが大きく変化するため，リスクを過小評価してしまう可能性が高い。したがって，個々の症例における除菌歴の問診は必要であり，除菌後では現行のカットオフ値は用いることができない[3]。除菌後は別の判定基準を設けるべきであり，検討が行われている。羽田ら[16]は，除菌後のPGⅠ/PGⅡ比が4.5以下で胃癌リスクが高いと報告している。

【引用文献】

1) Plebani M：Pepsinogens in health and disease. Crit Rev Clin Lab Sci. 1993；30(3)：273-328.
2) Inoue M, et al：Agreement of endoscopic findings and serum pepsinogen levels as an indicator of atrophic gastritis. Cancer Epidemiol Biomarkers Prev. 1998；7(3)：261-3.
3) 古田隆久，他：Hp除菌の胃がんリスク層別化検査への影響. 胃炎をどうする？ 第2版. 三木一正，編. 日本医事新報社，2017, p127-34.

4) Adamsson J, et al:Immune responses against *Helicobacter pylori* in gastric cancer patients and in risk groups for gastric cancer. Helicobacter. 2013;18(1):73-82.
5) Ichikawa H, et al:False Sero-Negative Results for *Helicobacter pylori* Infection Indicate Increased Risk of Severe Atrophic Gastritis in Japanese Patients. J Carcinog Mutagen. 2014;5:192.
6) 古田隆久,他:浜松医科大学における「ピロリ菌・胃がんリスク検診外来」における胃がん予防への取り組み.日消がん検診誌.2013;51(5):531-42.
7) Miki K:Evaluation of the serum pepsinogen level as a method to screen stomach cancer. Nihon Naika Gakkai Zasshi. 2000;89(9):1942-7.
8) Miki K:Serum pepsinogen test for the diagnosis of stomach cancer. Nihon Rinsho. 2001;59 Suppl 4:204-7.
9) Kitamura Y, et al:Diagnosis of *Helicobacter pylori*-induced gastritis by serum pepsinogen levels. J Gastroenterol Hepatol. 2015;30(10):1473-7.
10) 日本ヘリコバクター学会ガイドライン作成委員会,編:*H. pylori*感染の診断と治療のガイドライン2016改訂版.先端医学社,2016.
11) Tokieda M, et al:Serum pepsinogen response to therapy for *Helicobacter pylori* associated gastro-duodenal disease. Nihon Shokakibyo Gakkai Zasshi. 1995;92(11):1825-31.
12) Furuta T, et al:Percentage changes in serum pepsinogens are useful as indices of eradication of *Helicobacter pylori*. Am J Gastroenterol. 1997;92(1):84-8.
13) 古田隆久,他:血清ペプシノゲン(PG)による*Helicobacter pylori*除菌判定―PG変化率法の有用性― Helicobacter Res. 2011;15(5):415-21.
14) Suganuma T, et al:A significant increase of fasting serum pepsinogen I/II ratio is a reliable biomarker for the successful *Helicobacter pylori* eradication in patients without peptic ulcer or gastric cancer. GUT. 2009;58(Suppl.II):A401.
15) Furuta T, et al:Judgment of eradication of *H. pylori* based on percent changes in serum pepsinogens. Nihon Shokakibyo Gakkai Zasshi. 2013;110(2):210-7.
16) Haneda M, et al:Identification of a high risk gastric cancer group using serum pepsinogen after successful eradication of *Helicobacter pylori*. J Gastroenterol Hepatol. 2013;28(1):78-83.

▷ 2章　がんのスクリーニング検査

3　泌尿生殖器系（子宮腟細胞診，HPV含む）

柳井広之

I　子宮癌のスクリーニング

　子宮に発生するがんは子宮頸癌と子宮体癌にわかれ，それぞれにスクリーニングの方針が異なっている。広く検診として行われているのは子宮頸癌検診である。

子宮頸癌のスクリーニング

❶ 子宮頸癌と前駆病変

　子宮頸癌は組織学的に扁平上皮癌，腺癌と，その他のがんに分類され，多くは扁平上皮癌である。患者は40歳代が多いが，その前駆病変は20～30歳代からみられる。子宮頸癌および前駆病変の多くは，ヒト乳頭腫ウイルス（human papillomavirus：HPV）の感染により発生するが，感染してもその多くは自然に排除され，感染が直ちにがん化につながるのではない。HPVの中でも16，18型などの腫瘍化のリスクが高いものは高リスク群と呼ばれる。

　子宮頸癌のおよそ8割は扁平上皮癌である。HPVにより発生する扁平上皮癌の前駆病変は扁平上皮内病変（squamous intraepithelial lesion：SIL）と呼ばれ，HPVによる細胞形態変化としての低異型度SIL（low-grade SIL：LSIL）と腫瘍性病変と考えられる高異型度SIL（high-grade SIL：HSIL）にわけられる。いずれの病変も上皮内に限局し，基底膜を越えない病変である。LSILの多くが自然に消失する一方，HSILは扁平上皮

癌に進行するリスクが高い。

　腺癌は通常型，粘液性，漿液性などの型に分類される。通常型腺癌の多くはHPVによるものであるが，粘液性癌の一部など，組織型によってはHPV感染と関係なく発生する。

❷ 子宮頸癌スクリーニングの方法

　わが国の子宮頸癌のスクリーニングは細胞診により行われているが，海外のガイドラインではHPV検査を併用することを推奨するものが多い。わが国では一部の自治体でHPV併用検診が行われている。厚生労働省の指針では子宮頸癌検診は20歳以上の女性を対象として2年に1回行うこととされている[1]。

(1) 細胞診

　子宮頸部細胞診は子宮腟部や頸管の表面を綿棒，ブラシ，ヘラなどで擦過して剝離した細胞の形態を観察する方法である。採取した細胞は，スライドガラス上に直接塗抹して直ちに固定して標本とするか（従来法），採取器具を固定液の中に浸けて細胞を浮遊させて，浮遊細胞をスライドガラスに載せる液状検体細胞診（liquid based cytology：LBC）標本を作製する。従来法は標本作製が簡便であるが，細胞の乾燥や，細胞が重なり合うことにより個々の細胞の観察が難しい標本になってしまうことがある。これに対して，LBCは標本作製に特殊な装置が必要であるが，乾燥はほとんどなく，細胞はガラス上で一定の範囲でほぼ単層性に観察されるため検鏡は容易である。また，LBCでは1回の検体採取で複数の標本が作製できること，後述するHPV検査に残余検体を流用できることも利点である。

　標本はパパニコロウ染色で染めて検鏡する。パパニコロウ染色では角化した扁平上皮の細胞質はオレンジGにより橙色に，それ以外の細胞の細胞質はライトグリーンSFYにより緑色に染まる。核はヘマトキシリンによ

り紫色となる。

　細胞の形態異常から病変の有無や種類を推定し，結果は推定される病変を記述的に報告するベセスダシステム（The Bethesda System：TBS）2001に準拠した方法を用いて報告する（表1）[2]。

　判定にあたっては，まず検体全体について細胞の数と標本の質を確認する。細胞が少ない標本，細胞の塗抹が厚く細胞の重なりが高度な標本，血液により観察困難な標本，破損標本などは検体不適正となるが，その場合

表1 ▶ ベセスダシステム2001準拠子宮頸部細胞診報告様式

標本の適否	
適正	
不適正	
細胞診判定	
結果	略語
陰性（negative for intraepithelial lesion or malignancy）	NILM
扁平上皮異常	
軽度扁平上皮内病変（low grade squamous intraepithelial lesion）	LSIL
高度異型扁平上皮病変（high grade squamous intraepithelial lesion）	HSIL
意義不明な異型扁平上皮細胞（atypical squamous cells of undetermined significance）	ASC-US
HSILを除外できない異型扁平上皮細胞（atypical squamous cells cannot exclude HSIL）	ASC-H
扁平上皮癌（squamous cell carcinoma）	SCC
腺上皮異常	
腺異型または腺癌疑い（atypical glandular cells）	AGC
上皮内腺癌（adenocarcinoma in situ）	AIS
腺癌（adenocarcinoma）	adenocarcinoma
その他の悪性腫瘍（other malignant neoplasms）	other malig.

（文献2をもとに作成）

でも異型細胞があれば細胞判定は行う。

判定区分ごとの細胞所見の特徴は以下の通りである。

(ⅰ) 陰性
- negative for intraepithelial lesion or malignancy（NILM）

SILや各種悪性腫瘍由来と考えられる細胞がないもの。扁平上皮，円柱上皮，リンパ球や好中球などがみられる。真菌などの病原体がみられても，異型細胞がなければこの区分に判定する。

(ⅱ) 扁平上皮異常
- low grade squamous intraepithelial lesion（LSIL）

表層および中層型の異型扁平上皮が出現する。核は正常中層細胞の3倍以上に腫大する。HPVによる核周囲細胞質の空胞形成を示す細胞はコイロサイトと呼ばれ，これがみられるときもLSILと判定する。

- high grade squamous intraepithelial lesion（HSIL）

中層～傍基底型の異型細胞が出現する。異型細胞は孤在性あるいは集塊状に出現する。

- atypical squamous cells of undetermined significance（ASC-US）

LSILを疑うが，細胞所見が量的あるいは質的に不十分なもの。表層型扁平上皮細胞に軽度の核腫大やクロマチン増加などの異型をみる。

- atypical squamous cells cannot exclude HSIL（ASC-H）

傍基底型の異型扁平上皮細胞がみられるが，細胞所見がHSILと判定できるほど強くない場合やHSILを思わせる細胞が少ない場合などにASC-Hとする。

- squamous cell carcinoma（SCC）

高度な異型を示す扁平上皮細胞が出現する。異型細胞は多形性を示し，背景に壊死をみることもある。

(ⅲ) 腺上皮異常
- atypical glandular cells（AGC）

腺上皮細胞に異型をみるが腫瘍性か非腫瘍性か区別できないもの。可能

であれば内頸部に由来するものと子宮内膜に由来するものを区別する。

- adenocarcinoma in situ（AIS）

上皮内腺癌と考えられる異型円柱上皮が出現する。核は偽重層性や柵状配列を示し，辺縁のほつれた羽毛状集塊も特徴的な初見である。

- adenocarcinoma

異型腺上皮細胞が出現する。腫瘍細胞はしばしば重積性に出現する。

(ⅳ) その他の悪性腫瘍

肉腫，悪性黒色腫，リンパ腫などが推定されるもの。

(2) HPV検査

HPVは環状2本鎖DNAを持つウイルスで，200種類以上の型が存在する。その中で粘膜に感染するものが子宮頸部の上皮性病変の原因となる。がんを引き起こす頻度が高いものは高リスク群と呼ばれ，代表的なものは16，18，31，33，35，39，45，51，52，56，58，59，68型である。

現在，広く行われているHPV検査はHPVのDNAを検出する方法であり，高リスク型のHPV-DNAを検出するが，いずれの型かは特定しないHPV核酸検出法，高リスク型HPV-DNAの有無に加えて16，18型の存在を特定する簡易ジェノタイピング法，高リスク型の16，18型以外の複数の型を特定するHPVジェノタイプ判定にわけられる。検診には前二者が用いられており，実施主体によりいずれの方法が行われるかは異なる。

細胞診で異常がなく高リスク型のHPVが検出されない場合，直ちにHSILや子宮頸癌となることはほぼないため，海外の検診ガイドラインではHPV核酸検査の併用により細胞診単独の検診よりも検診の間隔を延ばすことができるとしているものが多い。なお，HPV検査単独では少数ではあるがHPVに関連しないがんが発見されない危険性がある。

❸ 細胞診陽性時の対応

　スクリーニングの細胞診でNILM以外の結果となった場合には判定に応じた対応が必要となる。わが国では日本産婦人科医会が提唱したガイドラインに従って検査が進められる。

　細胞診でASC-USと判定された女性に対してはHPVテストを行ってHPV陰性であれば1年後に再検を，HPV陽性であればコルポスコープ診ならびに必要であればパンチ生検を行う。HPVテストを行わない場合は，6カ月以内に細胞診で再検する。LSIL以上の扁平上皮異常および腺上皮異常と判定された場合，コルポスコープ診ならびに必要であればパンチ生検を行い，組織学的に診断を確定する。

子宮体癌のスクリーニング

❶ 子宮体癌と前駆病変

　子宮体癌は子宮内膜に発生するがんであり，そのほとんどが腺癌である。子宮頸癌よりも高い年齢の女性に多く発生し，患者年齢のピークは50歳代である。子宮体癌は組織学的にいくつかの型に分類されるが，多くは類内膜癌である。子宮内膜異型増殖症・類内膜上皮内腫瘍は類内膜癌の前駆病変である。

❷ 子宮体癌のスクリーニング

　子宮頸癌と異なり，子宮体癌のスクリーニングは無症状の女性までは対象とならない。子宮頸癌の検診を受診した女性に問診の結果，最近6カ月以内に，不正性器出血（一過性の少量の出血，閉経後出血など），月経異常（過多月経，不規則月経など）および褐色帯下のいずれかの症状がある場

合，まず勧められるのは十分な安全管理のもとで多様な検査を実施できる医療機関の受診であるが，被検者が同意した場合は頸部の細胞診に続いて子宮内膜の細胞診を行うこととされている[1]。

細胞の採取はブラシなどの採取器具を子宮内腔に挿入して吸引または擦過により行い，器具に付着した細胞をスライドガラスの上に塗抹する方法が一般的であるが，LBCにより細胞標本を作製する施設もある。染色はパパニコロウ染色を用いる。

子宮内膜細胞診の報告様式として，厚生労働省の指針では「陰性」，「疑陽性」，「陽性」を用いているが[1]，推定される疾患名を記述的報告様式とすることが提唱されている[3]。

Ⅱ 尿路癌のスクリーニング

一般を対象とした尿路（腎盂，尿管，膀胱，尿道）系のがんの検診は制度化されていないが，職業的に芳香族アミン類などの発がん物質への曝露による尿路上皮癌の発生リスクが高い者を対象とした検診は有効である。また，血尿の患者に対して尿路系腫瘍の有無を調べる目的で尿細胞診によるスクリーニングが行われる。

尿路系のがんは出血を伴うことが多いこと，腫瘍細胞が剥離して尿中に出現することから，検診の方法としては尿潜血試験紙法を含む検尿と尿細胞診を年1回程度行うことが推奨されている[4]。尿試験紙潜血法は他項で解説されているので（☞ 1章-2），本項では尿細胞診について解説する。

尿路上皮癌と尿細胞診

尿細胞診は腫瘍から尿中に剥離した細胞の形態に基づいて，がん細胞の有無を判定する検査法である。尿路に発生するがんのほとんどが尿路上皮癌である。尿路上皮癌のうち乳頭状に増殖する筋層非浸潤癌は細胞異型が

軽度であることが多く，筋層あるいはさらに深く浸潤するがんでは高度な細胞異型を示すことが多い．浸潤がんになるリスクの高い，平坦な非浸潤性腫瘍は尿路上皮内癌と呼ばれ，細胞異型は高度である．

　細胞診の感度は細胞異型の程度に左右される．異型度の低い乳頭状のがんは細胞診では検出しにくいが膀胱鏡などでは容易にみつけられる．一方，高度な異型を示す尿路上皮癌のうち，平坦な非浸潤性腫瘍は画像などで特定することは困難であり，細胞診で的確に拾い上げる必要がある．

尿細胞診の方法

　尿細胞診の検体は，提出された尿を遠心して細胞を沈渣として回収し，スライドガラス上に塗抹して作製する．近年は子宮頸部の細胞診と同様にLBCが用いられることもある．染色は一般にパパニコロウ染色が用いられる．

　正常では尿中に上皮細胞が剥離することはほとんどないため，子宮頸部と異なり細胞が少ないことは検体の適切性には影響しない．

　報告様式としては各施設で陰性・疑陽性・陽性の3段階法，class Ⅰ～Ⅴの5段階法などが使われている． 国際的な報告様式であるThe Paris Systemをもとにした，日本臨床細胞学会が推奨している様式を表2[5)]に

表2 ▶ 泌尿器細胞診報告様式2015における新報告様式の診断カテゴリー

表記	略語	HGUCのリスク*
不適正 (inadequate)	inadequate	
陰性 (negative for malignancy)	negative	～5%
異型細胞 (atypical cells)	atypical	15%程度
悪性疑い (suspicious for malignancy)	suspicious	70～95%程度
悪性 (malignant)	malignant	95%～

HGUC：high grade urothelial carcinoma
＊：今後の検証を要する

(文献5より引用)

示す。

　尿細胞診では，がんの発生部位は特定できないので，尿細胞診で異型細胞が検出された場合には病変の部位を膀胱鏡・尿管鏡や画像検査などで特定する。

【引用文献】

1) 厚生労働省：がん予防重点健康教育及びがん検診実施のための指針（健発第0331058号平成20年3月31日厚生労働省健康局長通知別添）．
[https://www.mhlw.go.jp/file/06-Seisakujouhou-10900000-Kenkoukyoku/0000111662.pdf]
2) 日本臨床細胞学会，編：細胞診ガイドライン1 婦人科・泌尿器 2015年版．金原出版，2015, p22-5.
3) Fulciniti F, et al：The Yokohama system for reporting directly sampled endometrial cytology：The quest to develop a standardized terminology. Diagn Cytopathol. 2018；46(5)：400-12.
4) 日本泌尿器科学会，編：膀胱癌診療ガイドライン2015年版．医学図書出版，2015, p15-6.
5) 日本臨床細胞学会泌尿器細胞診報告様式検討ワーキンググループ，編：泌尿器細胞診報告様式 2015. 日本臨床細胞学会，2016, p3.

▷ 2章 がんのスクリーニング検査

4 呼吸器ほか穿刺液（喀痰細胞診）

青木裕志／浅見志帆／飯野瑞貴／大谷未果／野村美咲

細胞診検査とは

　細胞診検査（細胞学的診断）は，侵襲性が少なく，がんの早期発見や感染症の確認などを目的とした検査法である。細胞診検査には，喀痰や婦人性器の擦過物など，生体から剝離した細胞を対象とする剝離細胞診と，病変部から直接細胞が採取される穿刺吸引細胞診がある（表1）。

　いずれも得られた細胞から塗抹標本（標本）を作製し，細胞形態を観察して診断するものであるが，剝離細胞診は，少なからず変性を伴った剝離細胞を扱う点や広い領域の様々な細胞が混ざりあった検体が対象となることから，補助的診断の位置づけでスクリーニング検査として用いられる。一方，穿刺吸引細胞診は，病変部から直接採取するため，病変の組織像をよく反映し，確定診断に近い情報が得られる。

報告様式

　細胞診の報告様式にはPapanicolaou分類（Pap分類）が旧来より広く用いられてきた。しかし近年，Pap分類のいくつかの問題点を改善すべく，Pap分類を改変した分類法や，陰性・疑陽性・陽性で評価する3段階分類，子宮頸部のベセスダシステム（TBS），そして肺や乳腺，甲状腺などでは関連学会推奨の分類法が用いられるようになっている（表2)[1]。これらの分類法の多くは標本の適否を評価し，「適正」な標本について判定を行うのが基本となっており，さらに可能な限り推定される組織型の記載が要求される。各々の分類法と評価基準の詳細は異なるため，詳しくは参考

表1 ▶ 細胞診検体と処理法

分類	材料名	採取法	採取後の作業
婦人科	婦人性器	擦過	スライドガラスに塗抹後,直ちにアルコール固定
呼吸器	喀痰	喀出	採取後,直ちに提出
	気管支・肺	擦過・穿刺	スライドガラスに塗抹後,直ちにアルコール固定 ※乾燥標本は作製しない
	気管支	洗浄	洗浄液を直ちに提出
泌尿器	尿	排尿	採取後,直ちに提出
体腔	胸水・腹水	穿刺吸引	採取後,直ちに提出 ※採取前に体位変換
消化器	膵液・胆汁	吸引	採取後,直ちに提出 ※検体は氷冷して搬送
脳神経	脳脊髄液	穿刺吸引	採取後,直ちに提出 ※10分以内
リンパ	リンパ節	穿刺	スライドガラスに塗抹後,直ちにアルコール固定 ※乾燥標本も作製する
その他	乳腺・甲状腺・その他	穿刺	スライドガラスに塗抹後,直ちにアルコール固定 ※乾燥標本も作製する

文献を参照されたい。

検体採取と標本作製法

　細胞診検査は,標本を顕微鏡で観察して判定するものであるが,正しい判定を行うには良好な標本が必要であり,良好な標本は,適正な検体の採取や固定によって得られる。検体の採取から細胞診検査は始まっており,検体の採取や固定の良否が,細胞診断を左右すると言っても過言ではない。

表2 ▶ 肺癌取扱い規約による報告様式

標本評価	判定区分	詳細
検体不適正		標本作製不良または病変を推定するに足る細胞が採取されていないため診断が著しく困難な標本
検体適正		細胞診標本として診断に十分な細胞が採取されており，固定，塗抹などが適正に行われたものを指し，判定区分の記載を行う
	陰性	悪性腫瘍細胞や良性・悪性の判断が困難な異型細胞を認めない
	疑陽性	悪性腫瘍が疑われる異型細胞，あるいは良性・悪性の判断が困難な異型細胞を認める
	陽性	悪性腫瘍細胞を認める

※陽性あるいは疑陽性と判定された場合，肺癌細胞型分類表に基づき，その細胞型を把握し，細胞の特徴が明らかな場合は腺癌，扁平上皮癌，小細胞癌などの推定組織型を記載する

(文献1，p130より引用)

❶ 検体の採取

　検体採取時の注意として，喀痰の採取においては，細胞診断の妨げとなる食物残渣（食物由来細胞）の混入を避ける。食事前の採取が望ましく，口腔内をよく清浄してから喀出させる。体腔液の採取時は患者の体位変換を行い，細胞を体腔液中に浮遊させてから採取する。

❷ 検体の固定・提出

　採取された細胞は経時的に変性し，核や細胞質は形態変化を生じる（図1）。細胞形態の観察を拠り所とする細胞検査において，変性は可能な限り避けなければならない。すべての材料に共通することとして，検体の採取後は直ちに固定あるいは病理検査室へ提出することが重要である。

　気管支や婦人性器などの擦過材料は，スライドガラスに塗抹後は直ちに（1秒以内）アルコール固定液へ浸漬する。浸漬の遅れは細胞の乾燥につな

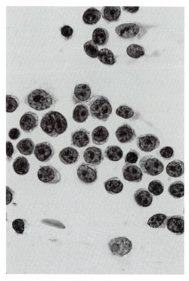 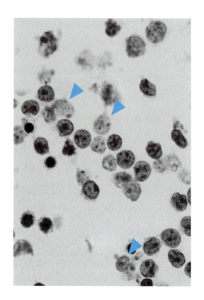

図1 ▶ 細胞の経時変化

腹水。悪性リンパ腫。(Pap染色,×40)
(左) 採取後,直ちに固定した標本。核小体や核クロマチン構造が明瞭で,細胞形態の観察が容易である
(右) 採取24時間後,固定した標本。核が融解状で不明瞭である。細胞の多くは変性して崩壊しており(矢頭),判定が困難である

がり,乾燥した細胞は大型化に加え核所見が不明瞭となるため,判定を誤らせる原因となる(図2)。

　気管支洗浄液をはじめとする液状検体や喀痰などは,採取後直ちに病理検査室へ届ける。特に細胞変性が早く,迅速な提出が要求される検体としては,蛋白濃度の低い脳脊髄液が挙げられる。また,膵液は消化酵素,胆汁は胆汁酸により細胞が変性しやすいため,検体は氷冷して消化酵素の働きを抑えながら搬送する。

　気管支や喀痰など呼吸器検体の標本を作製する際は,結核症の可能性も考慮しなければならない。ベッドサイドでの塗抹標本作製では,乾燥標本は作製せず,病理検査室においても標本作製は安全キャビネット内で行うことが望ましい。

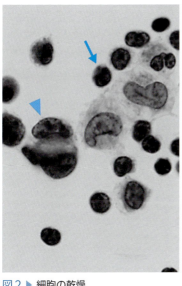
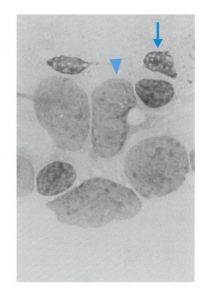

図2 ▶ 細胞の乾燥

腹水。腺癌。（Pap染色，×40）
(左) 検体塗抹後1秒以内に固定した標本。核所見が明瞭に観察でき，腫瘍細胞 (矢頭) とリンパ球 (矢印) が区別できる
(右) 検体塗抹後，30秒後に固定した標本。細胞は大型化し，核クロマチン構造が不明瞭となり，腫瘍細胞 (矢頭) とリンパ球 (矢印) の判定が困難である

❸ 検体の評価

　喀痰は血性や膿性，あるいは様々な成分が混在してみられる (図3)。漿液性で少量の場合は唾液成分の可能性がある。喀痰の評価は，標本上に肺胞領域に由来する塵埃細胞（組織球）を見出すことでなされる (図4)。塵埃細胞がみられない場合は唾液成分の可能性を疑い，「検体不適」として評価される。また，他の検体においても，標本上の細胞量が非常に少ない，あるいは細胞の著しい乾燥や変性などの理由で診断が困難であると判断された場合は「検体不適」となる。

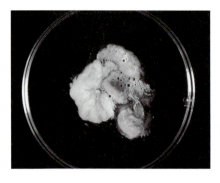

図3 ▶ 喀痰の肉眼像
血性，膿性，漿液性など，様々な成分が混在している

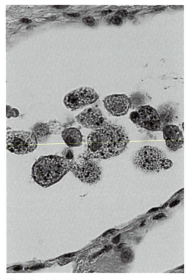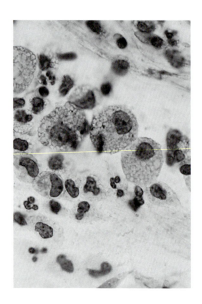

図4 ▶ 塵埃細胞
（左）肺の組織像（HE染色，×40）。肺胞内の細胞質に黒色顆粒状の炭粉を貪食した塵埃細胞を認める
（右）喀痰の細胞像（Pap染色，×40）。泡沫状の細胞質内に黒色顆粒状の炭粉を貪食した塵埃細胞を認める

細胞診検査の意義

細胞診検査は，がん細胞や感染症の検出を目的としており，標本の詳細な観察によって，悪性腫瘍や感染症，炎症性疾患など様々な病変を診断することができる。細胞像は様々な臓器において，ほぼ類似した所見を呈するが，ここでは呼吸器にみられる疾患を取り上げ，特徴的な細胞像について述べる。

❶ 扁平上皮癌

核クロマチン構造は粗顆粒状で，細胞質は紡錘形を呈し，しばしば黄橙色の角化細胞をみる。細胞同士の境界は明瞭で，背景に壊死を伴うことが多い（図5）。

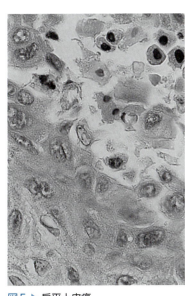 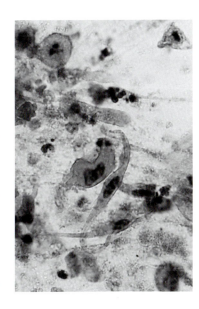

図5 ▶ 扁平上皮癌
（左）組織像（HE染色，×20）。細胞境界が明瞭な腫瘍細胞がシート状に増殖している。上部には角化物質を含む壊死を伴う
（右）細胞像（Pap染色，×20）。紡錘形で，細胞質が黄橙色に角化した腫瘍細胞を認める。背景には壊死がみられる

❷ 腺癌

核小体は明瞭で，細胞質は淡明あるいは空胞状を呈し，核は偏在する。腺癌の組織亜型により細胞像は異なる（図6）。肺には様々な臓器に由来する腺癌が転移を起こすが，原発巣に類似した細胞像を呈することが多い（図7）。

❸ 小細胞癌

核クロマチン構造は微細で，核は濃染する。細胞質はきわめて乏しく，腫瘍細胞は裸核状にみえる。腫瘍細胞同士が密着して配列する木目込み細工様配列が特徴的である。背景に壊死を伴う（図8）。

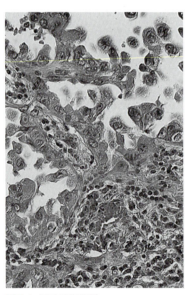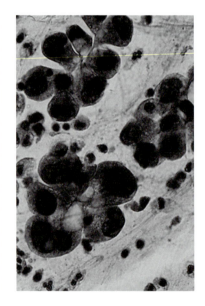

図6 ▶ 腺癌（乳頭型）
（左）組織像（HE染色，×20）。線維血管間質を取り囲むように腫瘍細胞が配列し，乳頭状に増生している
（右）細胞像（Pap染色，×40）。核小体が目立ち，細胞質が泡沫状で，核偏在性の腫瘍細胞を認める

2章-4 呼吸器ほか穿刺液（喀痰細胞診）

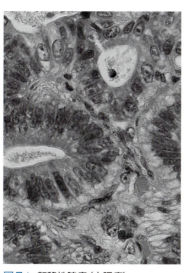
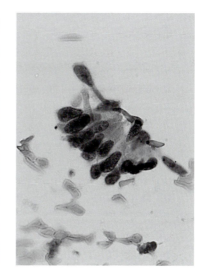

図7 ▶ 転移性腺癌（大腸癌）
（左）組織像（HE染色，×20）。高円柱状の腫瘍細胞が腺管を形成して増殖している
（右）細胞像（Pap染色，×20）。高円柱状の腫瘍細胞が柵状に配列してみられる

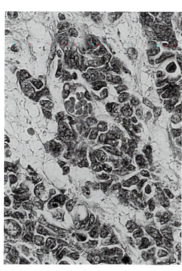
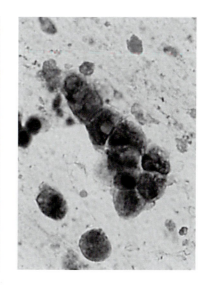

図8 ▶ 小細胞癌
（左）組織像（HE染色，×20）。裸核状の腫瘍細胞が索状に浸潤しながら増殖している
（右）細胞像（Pap染色，×40）。小型で裸核状の腫瘍細胞が，木目込み細工様配列を示している。背景には壊死がみられる

❹ 結核症

 背景には乾酪壊死がみられる。核が細胞質の辺縁に配列したラングハンス型巨細胞や紡錘形で緩い結合を示す類上皮細胞を認める（図9）。サルコイドーシスも類似した細胞像を呈するが，乾酪壊死がみられないことが鑑別点となる。

❺ 真菌感染症

 赤褐色に染色される酵母あるいは菌糸として観察される。*Candida*では隔壁部分がくびれた仮性菌糸や酵母がみられ，*Aspergillus*などの糸状菌は隔壁部分にくびれがなく，分枝した菌糸がみられる（図10）。*Cryptococcus*はしばしば多核組織球に取り込まれ，菌体は円形や涙滴状を示し，菌体周

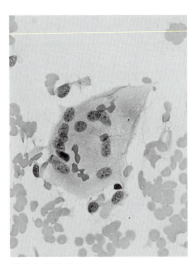 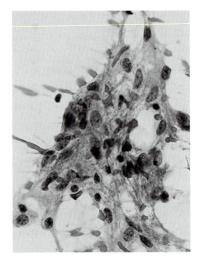

図9 ▶ 結核症
(左) ラングハンス型巨細胞 (Pap染色，×20)。核が細胞質の周囲に配列した多核巨細胞を認める
(右) 類上皮細胞 (Pap染色，×20)。類円形の核で細胞質が紡錘形の細胞が，緩い結合性を示している

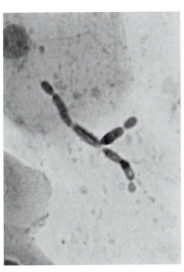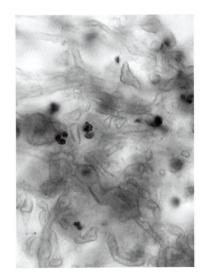

図10 ▶ 真菌感染症
(左) *Candida* (Pap染色, ×40)。隔壁部分がくびれた仮性菌糸がみられる
(右) *Aspergillus* (Pap染色, ×40)。隔壁部分にくびれがなく, 分枝した菌糸がみられる

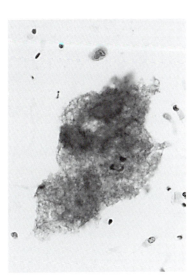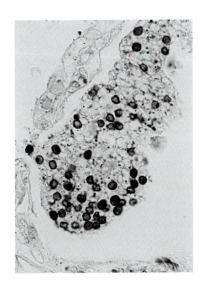

図11 ▶ ニューモシスチス肺炎
(左) 細胞像 (Pap染色, ×20)。泡沫状の滲出物内に菌体が取り込まれるが, 菌体は確認しがたい
(右) 組織像 (Grocott染色, ×20)。菌体が黒色に染色され, 確認が容易である

囲には莢膜による明庭をみる．

特殊染色は，PAS反応やGrocott染色が用いられ，*Cryptococcus*の莢膜はAlcian blue染色で染色される．

❻ ニューモシスチス肺炎

泡沫状の滲出物内に菌体が取り込まれてみられる(図11)．喀痰での検出は難しく，肺胞洗浄液を用いる．特殊染色はGrocott染色が用いられる．

【引用文献】
1) 日本肺癌学会，編：臨床・病理 肺癌取扱い規約．第8版．金原出版，2017. p130.

【参考文献】
- 日本肺癌学会，編：臨床・病理 肺癌取扱い規約．第8版．金原出版，2017.
- 日本乳癌学会，編：臨床・病理 乳癌取扱い規約．第18版．金原出版，2018.
- 日本胃癌学会，編：胃癌取扱い規約．第15版．金原出版，2017.
- 日本甲状腺外科学会，編：甲状腺癌取扱い規約．第7版．金原出版，2015.
- 泌尿器細胞診カンファレンス，監：新報告様式に沿った泌尿器細胞診カラーアトラス．武藤化学，2016.

3章 腫瘍マーカー

▷3章 腫瘍マーカー

1 AFP，AFP-L3

西川尚子／池田 均

AFP

❶ 性状

α-フェトプロテイン（alfa-fetoprotein：AFP）は分子量が約7万で，590個のアミノ酸からなる糖蛋白質である。

❷ 測定，精度，基準値（カットオフ値）

試料は，通常は血清であるが血漿でも測定できる。採取後の検体は速やかに測定する。保存する場合は－20℃以下で凍結保存する。6カ月以上保存する場合は－80℃以下で保存し，繰り返し凍結融解することは避ける。

日本医師会臨床検査精度管理調査（平成29年度）[1]によれば，多くの施設で採用されているのはCLIA法で，全体の50.4％を占め，EIA法は35.8％，ECLIA法は13.3％となっている。方法内変動は2.64〜4.18％で，方法間変動は4.95〜7.95％であった。測定値については各試薬の直線性と傾きに大きな問題はなく，概して良好であった。

カットオフ値 日本肝癌研究会では15 ng/mLをカットオフ値として設定している[2]。Tateishiらによると，カットオフ値20 ng/mLで感度49〜71％，特異度49〜86％となっている[3]。10 ng/mLをカットオフ値として用いていることが多い。診断目的の腫瘍マーカー測定は，確定診断に用いる場合とサーベイランスにおいて次のプロセスへのトリガーとして用いる場合に分けられる。サーベイランスに用いられる場合には，ある閾値

を超えたときに検査後確率がどのように変化するかが重要であり，陽性尤度比[positive likelihood ratio＝感度/（1－特異度）]を指標にすることが望ましいとされ，今後，患者条件によりカットオフ値の設定を見直すべきとの意見もある[4]。

❸ 生理的変動ならびに良性疾患での成績

胎児の肝臓と卵黄嚢で産生され，妊婦でも上昇する。肝細胞でも産生されるため，慢性肝炎や肝硬変でも軽度上昇がみられる。エリスロポエチンの慢性投与で上昇傾向を示すことも報告されている。

・小児の基準値

Tsuchidaらによると新生児では高値で，以後，指数関数的に低下する。生下時は数万～数十万ng/mLと成人の基準値の数万倍であり，生後30日では数百～1万ng/mLにまで下がる。その後も減少するが，1歳でもまだ成人より高く，上限値は40～50 ng/mLである。4，5歳で成人とほぼ同じにまで下降する。なお，妊娠中の成人も胎児からの移行により生理的上昇が認められる（300～800 ng/mL）[5]。

❹ 悪性腫瘍における意義

原発性肝癌のうち肝細胞癌において，最も古くから用いられる腫瘍マーカーで早期診断法として利用されていた。第19回全国原発性肝癌追跡調査報告では，肝細胞癌と診断された症例のうち59％以上がカットオフ値以上であったとされており，スクリーニング検査としての価値は高い[2]。しかし，近年の画像診断の進歩により，慢性肝炎の定期スクリーニングなどで発見される小型の肝細胞癌において高値を呈することは稀である。

現在は，診断，サーベイランス，治療効果判定の補完的な役割として用

いられている。肝以外にAFPを産生する他部位のがん（胃，卵巣など）が知られている[6]。また，肝硬変や肝炎ウイルス排除例におけるAFP値の持続的な高値は長期的な発がんリスクに関連すると報告されており，発がん予測マーカーとしての有用性が示唆されている[7]。

AFP-L3

❶ 性状

　肝細胞癌由来のAFPを識別し，疾患特異性を向上させるために発見された。AFP-L3はレンズマメレクチン結合型AFP分画である。レンズマメレクチン親和性のAFPが肝細胞癌由来のAFPにおいて増加していることが明らかとなり，このAFPは2分岐複合型糖鎖還元末端側のN-アセチルグルコサミンに$\alpha 1\text{-}6$のフコースが結合した糖蛋白であり，フコシル化AFPもしくはAFP-L3分画と呼ばれる[5, 8]。

❷ 測定，精度，基準値（カットオフ値）

　試料は血清。採取後の検体は速やかに測定する。保存する場合は－20℃以下で凍結保存する。6カ月以上保存する場合は－80℃以下で保存し，繰り返し凍結融解することは避ける。以前は電気泳動法が主流であったが，固相を必要とせず液相中で抗原抗体反応後，形成した免疫複合体を分離し測定するLBA法（liquid-phase binding assay）が導入されている。Nakamuraらによると，蛍光標識した抗AFP抗体とDNA標識した抗AFP抗体および，測定試料中のAFPをマイクロチップ内の液相中で免疫反応させた後，形成した免疫複合体をゲル電気泳動により分離し，レーザー誘起蛍光法で免疫複合体を蛍光検出する。ゲル電気泳動の際，ゲルに添加されたレンズマメレクチン（LCA）との親和性の差を利用してAFP-L1と

AFP-L3を分離する。AFP-L1およびAFP-L3濃度既知の標準液を測定して得られた蛍光強度のピーク面積と，試料を測定して得られたそれぞれの蛍光強度のピーク面積を比較して，試料中のAFP-L1，AFP-L3濃度を求める。AFP濃度はAFP-L1濃度とAFP-L3濃度の合計値で，AFP-L3％は（AFP-L3濃度）／（AFP-L1濃度＋AFP-L3濃度）×100より求められる[9]。

カットオフ値 ▶ 日本肝癌研究会では10％をカットオフ値として設定している[2]。Tateishiらによると，カットオフ値10％で感度は22～23％，特異度93～99％となっている[3]。

❸ 生理的変動ならびに良性疾患での成績

特異性の高い検査ではあるが，劇症肝炎や肝硬変の再燃，重症化によっても上昇することがある。また，妊婦検体で高値を呈することがある（AFP-L1のことが多い）。

❹ 悪性腫瘍における意義

AFP値との相関はないが，L3高値の場合は肝癌の存在が示唆される。高い特異性が特徴であり，進行度や予後との相関が示唆される。また，15％以上を呈する肝細胞癌において，治療後の生存率に有意な低下を認め，生物学的悪性度の指標としても有用であるとの報告がある。

従来の測定法ではAFP低値例に対するAFP-L3の識別は困難であったが，最近では高感度測定法が導入され，AFP低値例におけるAFP-L3分画の上昇が，発がんや治療後再発の予測となりうる可能性が示唆されている[10]。

【引用文献】

1) 日本医師会：平成29年度（第51回）臨床検査精度管理調査結果報告書．2017, p149-52．
2) 工藤正俊, 他：第19回全国原発性肝癌追跡調査報告（2006〜2007）．肝臓．2016; 57(1):45-73．
3) Tateishi R, et al：Diagnostic accuracy of tumor markers for hepatocellular carcinoma: a systematic review. Hepatol Int. 2008; 2(1):17-30.
4) 日本肝臓学会, 編：肝癌診療ガイドライン2017年版．金原出版, 2017, p33-42．
5) Tsuchida Y, et al：Evaluation of alpha-fetoprotein in early infancy. J Pediatr Surg. 1978; 13(2):155-62.
6) 日本分子腫瘍マーカー研究会, 編：分子腫瘍マーカー診療ガイドライン．金原出版, 2016, p92-7．
7) Asahina Y, et al：α-fetoprotein levels after interferon therapy and risk of hepatocarcinogenesis in chronic hepatitis C. Hepatology. 2013; 58(4):1253-62.
8) Aoyagi Y, et al：Carbohydrate structures of human alpha-fetoprotein of patients with hepatocellular carcinoma: presence of fucosylated and non-fucosylated triantennary glycans. Br J Cancer. 1993; 67(3):486-92.
9) Nakamura K, et al：Liquid-phase binding assay of alpha-fetoprotein using a sulfated antibody for bound/free separation. Anal Chem. 1998; 70(5):954-7.
10) Tamura Y, et al：Value of highly sensitive fucosylated fraction of alpha-fetoprotein for prediction of hepatocellular carcinoma recurrence after curative treatment. Dig Dis Sci. 2013; 58(8):2406-12.

【参考文献】

▶ Oka H, et al：Multicenter prospective analysis of newly diagnosed hepatocellular carcinoma with respect to the percentage of Lens culinaris agglutinin-reactive alpha-fetoprotein. J Gastroenterol Hepatol. 2001; 16(12):1378-83.

▶ Kawabata T, et al：Liquid-phase binding assay of alpha-fetoprotein using DNA-coupled antibody and capillary chip electrophoresis. Anal Chem. 2005; 77(17):5579-82.

2 PIVKA-Ⅱ

西川尚子／池田　均

❶ 性状

　ビタミンK欠乏に際して，プロトロンビン前駆体から産生される異常プロトロンビンである。

　血液凝固因子のうちⅡ因子，Ⅶ因子，Ⅸ因子，Ⅹ因子は肝臓で合成されるが，正常に機能するためにはビタミンKが必要である。これらは末端領域にγ-カルボキシグルタミン酸(Gla)を有するが，ビタミンKが欠乏するとGlaはカルボキシ化されずにグルタミン酸(Glu)のまま血中に出現する。このような正常の凝固因子活性を持たない蛋白をPIVKA (protein induced by vitamin K absence or antagonist)，またはDCP (des gamma carboxy prothrombin) と呼ぶ。この中で腫瘍マーカーとして用いられるものがPIVKA-Ⅱである[1,2]。

　従来，PIVKA-Ⅱは主にビタミンKの合成障害や腸管からの吸収障害の指標として測定されており，抗菌薬などの投与による正常な腸内細菌叢の抑制などを推測する検査であったが，Liebmanらによって肝細胞癌で高率に出現することが報告され，現在では代表的な腫瘍マーカーとして用いられている[3]。

❷ 測定，精度，基準値（カットオフ値）

　試料は，血清または血漿。PIVKA-Ⅱの測定にはラテックス凝集法およびモノクローナル抗体を用いたEIA法，ECLIA法が用いられている。

　カットオフ値▶日本肝癌研究会ではEIA法，ECLIA法で40 mAU/mLを

カットオフ値として設定している[4]。Tateishiらによると，感度はカットオフ値40 mAU/mLで15～54%，特異度 95～99%となっている[5]。ラテックス凝集法のカットオフ値は1 μg/mL。第19回全国原発性肝癌追跡調査報告では，肝細胞癌においてPIVKA-Ⅱ陽性例は59.7%とされている[4]。

❸ 生理的変動ならびに良性疾患での成績

　生理的変動はほぼみられないが，男性が女性に比べてやや高値を占める。肝硬変や良性肝疾患での上昇はほとんど認めない。閉塞性黄疸や胆汁うっ滞による腸管内の胆汁不足，ビタミンK不足やビタミンK拮抗薬（ワルファリンなど）の投与，セフェム系抗菌薬の投与による腸内細菌叢の変化，栄養不良状態などの物理的なビタミンKの吸収障害や枯渇により上昇するため，判定には注意が必要である。

❹ 悪性腫瘍における意義

　特異性は90%以上と高い検査である。画像診断の進歩の結果，診断，サーベイランス，治療効果判定の補完的な役割として用いられている。進行度や脈管浸潤との相関があり，悪性度の指標としても用いられる。
　PIVKA-ⅡとAFPには相関がなく，AFP低値ないし陰性例の30%前後でPIVKA-Ⅱの上昇がみられる[1,6]。またPIVKA-Ⅱが高値を示す例ではPIVKA-Ⅱ値の推移が治療効果をよく反映し，肝切除などの根治的治療ではAFPよりも速やかにカットオフ値以下まで低下する。このような症例では再発時に他の検査に先駆けて再上昇がみられるため，再発のモニタリングとしても有用である。また，PIVKA-Ⅱ高度上昇例は一般的に予後不良であり，悪性度の指標にもなりうるため，肝移植前のレシピエント基準としても用いられている。

なお,小肝細胞癌において2種の腫瘍マーカーを測定することで,特異度の低下は最小限に抑えつつ,感度を向上させることができる[7]。

【引用文献】

1) 日本分子腫瘍マーカー研究会,編:分子腫瘍マーカー診療ガイドライン.金原出版,2016,p92-7.
2) Liebman HA, et al:Hepatic vitamin K-dependent carboxylation of blood-clotting proteins. Hepatology. 1982;2(4):488-94.
3) Liebman HA, et al:Des-gamma-carboxy (abnormal) prothrombin as a serum marker of primary hepatocellular carcinoma. N Engl J Med. 1984;310(22):1427-31.
4) 工藤正俊,他:第19回全国原発性肝癌追跡調査報告(2006〜2007).肝臓.2016;57(1):45-73.
5) Tateishi R, et al:Diagnostic accuracy of tumor markers for hepatocellular carcinoma:a systematic review. Hepatol Int. 2008;2(1):17-30.
6) Okuda H, et al:Measurement of serum levels of des-gamma-carboxy prothrombin in patients with hepatocellular carcinoma by a revised enzyme immunoassay kit with increased sensitivity. Cancer. 1999;85(4):812-8.
7) Sterling RK, et al:Utility of Lens culinaris agglutinin-reactive fraction of alpha-fetoprotein and des-gamma-carboxy prothrombin, alone or in combination, as biomarkers for hepatocellular carcinoma. Clin Gastroenterol Hepatol. 2009;7(1):104-13.

【参考文献】

▶ 日本肝臓学会,編:肝癌診療ガイドライン2017年版.金原出版,2017,p33-42.
▶ 鈴木 宏:PIVKA-Ⅱ測定キットED-036の臨床評価.肝・胆・膵.1996;33(6):1069-76.

▷3章　腫瘍マーカー

3 CEA

山田俊幸

❶ 由来

　癌胎児性抗原（carcinoembryonic antigen：CEA）は，結腸癌組織から見出された分子量18～20万の糖蛋白質であり，糖鎖が分子量の50～60％を占める。胎児の腸粘膜との間に共通抗原性を示すため，「癌胎児性」と命名された。支配遺伝子は第19染色体の長腕に存在し，29個からなる遺伝子ファミリーを形成している。このファミリー遺伝子は多くの分子が細胞接着因子（cell adhesion molecule：CAM）であるため，現在では厳密にはCEACAM分類が使われているが，とりあえず臨床の関連では，CEA（遺伝子名 *CEACAM5*），CEACAM6（遺伝子名同，旧名称/NCA：non-specific cross reacting antigen）が重要である[1]。

　調製されたCEAに対して特異抗体を作製し，免疫学的な測定法が開発され，様々な疾患で検討された結果，CEAは結腸癌だけでなく，腺組織に発生する多くの悪性腫瘍で陽性になること，同組織での炎症など良性疾患でも陽性になることがわかり，現在では臓器特異性に乏しい腫瘍マーカーと評価されている。しかし，画像診断の裏づけがある場合の補助診断，既診断のがん症例における経過観察マーカーとしては優れており，最も頻用される腫瘍マーカーとなっている。

❷ 測定，精度，基準値（カットオフ値）

　酵素免疫測定法または化学発光免疫測定法で測定されている。試料は，通常は血清であるが，血漿，他種々の穿刺液でも測定されている。血清の

4℃保存では2週間程度安定で，凍結保存では長期間安定である。

　外部精度管理調査によれば，方法内再現性は，変動係数（CV）3％程度，方法（試薬）間差はCV15％程度である。方法間差は，NCAへの反応性を含めた抗体や測定環境の若干の違いによるものと思われる。各試薬の相互関係は調査試料の性状によって異なる。プール血清を採用している日本衛生検査所協会の調査によれば，測定値はアボット社＞富士レビオ社＝ロシュ社＞シーメンス社の関係にある。測定法間の差はAFPに比べ大であるが，複数試料の関係性はパラレルであり，たとえばA法はB法の1.5倍である，などと，とらえることが可能である。

カットオフ値　ほとんどの測定法で5.0 ng/mLと設定されている。

❸ 生理的変動ならびに良性疾患での成績

　CEAは個人内生理的変動がきわめて小さく，臨床的には，たとえば術後にいったん低下した値を経過観察し，数ng/mLでも上昇すれば再発を疑う根拠になりうる。また，臨床的には変動が考え難い場面で有意な変動をみたら検体取り違えなどの検査過誤を疑う。

　加齢とともに上昇することはコンセンサスが得られているが，性差については男性で高めとするものと性差なしとするものがある。喫煙による高値化もよく知られており，健常者とポリープ患者を対象とした初期の報告[2]では，喫煙者は非喫煙者に比べ，1.5～2.5 ng/mL高値を示す。

　CEAは表1に示した多くの良性疾患で陽性となることが知られている[3]。値としては10 ng/mL以下のことが多いとされている。

❹ 悪性腫瘍における意義（☞4章-2）

　CEAは消化管悪性腫瘍をターゲットとしたマーカーであるが，消化管以外の多くの悪性疾患でも陽性になることが知られている（表1）。臓器特

表1 ▶ CEAが陽性となる疾患

良性疾患	消化器系	ポリープ，胃潰瘍，萎縮性胃炎，潰瘍性大腸炎，クローン病，急性肝炎，慢性肝炎，肝硬変，胆石症，胆嚢炎，胆道閉塞，膵炎
	呼吸器系	肺結核，慢性気管支炎，肺線維症
	泌尿生殖器系	腎不全，子宮内膜症，良性卵巣腫瘍
	その他	糖尿病，甲状腺機能低下症，エリスロポエチン投与
悪性疾患	消化器系	食道癌，胃癌，結腸・直腸癌，肝細胞癌，胆管癌，胆嚢癌，膵癌
	呼吸器系	肺癌
	泌尿生殖器系	膀胱癌，前立腺癌，精巣腫瘍，子宮癌，卵巣癌，絨毛性腫瘍，乳癌
	その他	甲状腺髄様癌，神経芽細胞腫，網膜芽細胞腫，腹膜偽粘液腫

(文献3より転載)

異性に乏しいため，無症状者にスクリーニング的に検査して陽性となった場合に，病変臓器を特定するのに難渋することになる．ただし，CEAの値が10 ng/mL以上であること，繰り返しの検査で低下していないことは，悪性疾患を疑う根拠になるので，その場合は精査を考慮すべきである．

【引用文献】
1) 二宮忠司：CEA―検査編．臨検．2015；59(7)：618-24．
2) Shahangian S, et al：Carcinoembryonic antigen in serum of patients with colorectal polyps：correlation with histology and smoking status. Clin Chem. 1991；37(5)：651-5.
3) 黒木政秀，他：検査値から病態へのアプローチ 腫瘍マーカー CEA．臨床医．2002；28増：1277-9．

▷3章 腫瘍マーカー

4 CA19-9，DU-PAN-2

石黒厚至

CA19-9

❶ 性状

　CA19-9はヒト大腸癌由来細胞株を免疫原として作製されたモノクローナル抗体NS19-9によって認識される糖鎖抗原である。その構造は，Lewis血液型糖鎖のひとつであるLewis[a]にシアル酸が結合した2→3 sialyl Lewis[a] (sLe[a]) と判明している。もっともCA19-9として認識される物質は単一のものでなく，健常者血中では分子量20万以下の低分子糖蛋白，がん患者では200万以上の巨大な高分子シアロムチンとして存在する。また，良性疾患患者では高分子物質と40万～80万領域の低分子物質が混在して認められるとされ，この点が後述するCA19-9検査値における試薬間差の要因と考えられている。

❷ 測定，精度，基準値（カットオフ値）

　酵素免疫測定法（EIA/CLEIA），化学発光免疫測定法（CLIA），あるいは電気化学発光免疫測定法（ECLIA）などに基づく検査試薬が利用可能である。試料には通常，血清を用いる（血漿でも可）。採血・血清分離後，冷蔵（2～8℃）保存で7日間の安定性が確認されており，7日以内に測定しない場合は－20℃以下に凍結保存する。その多くが全自動分析装置により測定されるので，それぞれの検査薬におけるデータの再現性は，おおむね変動係数（CV）4～5％と良好な精度を示すが，異なる試薬間では特に高値

域において最大2～3倍に及ぶ測定値の乖離を示すことがある。これは，血中に存在しsLe^{a}を発現している（がん由来CA19-9以外の）多様な分子種に対する試薬ごとの反応性の違いを反映したものである。反応性に影響を与える要因の一例として挙げられるのは，測定系で用いられる緩衝液のpH値である。もともとCA19-9を認識するモノクローナル抗体NS19-9は酸性域に至適pHを持っており，放射免疫測定法（RIA法）に基づく最初の検査試薬の緩衝液も酸性側に調製されていた。その後，放射性アイソトープ（RI）を用いないnon-RI検査試薬を開発する過程で設定pHを中性側に移動したことが，抗体の反応効率を変化させて（良性疾患で増加する）低分子物質をも検出するようになった結果，偽陽性率の上昇を招いたと考えられる。

カットオフ値 ▶ 37 U/mL。検査値における試薬間差の存在にかかわらず，ほとんどの製品がこのカットオフ値を採用している。これは，健常者血中CA19-9が比較的均質な低分子成分よりなり，抗体反応性の違いの影響が目立たないためである。

❸ 生理的変動ならびに良性疾患での成績

血中CA19-9値に加齢や妊娠・性周期などの影響は認められない。ただし，CA19-9はLewis血液型糖鎖（Le^a）にシアル酸が結合したものであるので，個体ごとのLewis血液型によって基礎値レベルに生得的な差が存在し，Le(a+b-) ＞ Le(a-b+) ＞ Le(a-b-) のようになる。日本人における各型の割合は，それぞれ約20％，70％，10％であり，このうちLe(a-b-)個体のCA19-9値はほぼ検出限界未満の低値を示す。したがって，Le(a-b-)個体の場合，CA19-9は腫瘍マーカーの用をなさない。すべての患者であらかじめLewis血液型を確認するのは経済的にも不合理で現実的ではないが，がんを疑いながらCA19-9が極低値なのであれば，血液型の影響を考慮する必要がある。なお，腎機能の

影響は受けない。

　CA19-9は肝胆膵良性疾患の10～30％程度で軽度上昇する。これはCA19-9が，がん組織から産生されるばかりでなく，膵・胆管，気管支，消化管などの正常組織にも微量ながら存在し，正常外分泌液中に排泄されていることに関連している。炎症によって外分泌経路に閉塞を起こすとCA19-9の排泄が障害され，組織の内圧の上昇に伴って血中に逸脱する。良性疾患の場合，CA19-9が200 U/mLを超えることは稀であり，おおむね100 U/mLを超えたら，がんの可能性が高い。例外として，胆石症ではCA19-9が時に1,000～10,000 U/mLに及ぶ著しい高値を呈する。いずれにしても，閉塞の解除あるいは炎症の改善が図られれば，血中CA19-9値は比較的速やかに正常化する。

❹ 悪性腫瘍における意義

　細胞のがん化に伴って細胞膜上の糖鎖発現に変化が生じることは古くから知られており，その一部は分泌型として血中にも出現する。糖鎖にはガラクトースβ1→3 N-アセチルグルコサミン（Galβ1→3GlcNAc）を基幹構造とするⅠ型糖鎖とガラクトースβ1→4 N-アセチルグルコサミン（Galβ1→4GlcNAc）よりなるⅡ型糖鎖があり，このうちⅠ型糖鎖を合成する糖転移酵素は主として消化器系組織に強く発現しているため，CA19-9のようなⅠ型糖鎖抗原は消化器癌で高い陽性率を示す。特に膵癌（陽性率80～90％）や胆嚢・胆管癌（同60～70％）で有用である。

　ちなみにCA19-9（sLe[a]糖鎖）は，接着分子のひとつであるELAM-1（endothelial leukocyte adhesion molecule-1）のリガンドとなる。そのため，がん細胞表面に発現したCA19-9は血管内皮細胞上のELAM-1に結合することで血行性転移を起こすと考えられており，がんの転移能や予後を規定する因子となっている可能性がある。実際，膵癌切除術を施行した患者の術前血中CA19-9値と予後の関連を検討した報告によると，

CA19-9値が高いほど予後不良であったという。

DU-PAN-2

❶ 性状

　　DU-PAN-2は，もともと膵腺癌培養細胞を免疫原として作製された5種類のモノクローナル抗体DU-PAN-1～5のうち，膵癌患者血中の抗原に高率に反応する抗体の呼称であったが，今日では当該抗体が認識する抗原名として使われている。そのエピトープとなる構造は同じⅠ型糖鎖抗原に分類されるCA19-9（sLe[a]）から側鎖のフコースが除かれたsialyl Lewis[c]（sLe[c]）に一致することから，糖鎖の生合成経路上DU-PAN-2はCA19-9の前駆体に相当すると考えられている。つまりDU-PAN-2のN-アセチルグルコサミン（GlcNAc）残基にフコース転移酵素（fucosyltransferase 3, いわゆるLewis酵素）の作用によりフコースが結合してCA19-9になるため，Lewis酵素活性を欠くLe（a－b－）個体ではDU-PAN-2が蓄積する。したがって，血中DU-PAN-2濃度に対するLewis血液型の影響はCA19-9と逆向きに現れ，相対的にはLe（a－b－）で最も高く，ついでLe（a－b＋）＞Le（a＋b－）の順になる。

❷ 測定，精度，基準値（カットオフ値）

　　酵素免疫測定法（EIA）にて血中DU-PAN-2を定量できる。試料には血清を用い，2～8℃保存で採血後1週間以内に測定する。これを超えるような長期保管を要する場合には－20℃以下で凍結保存する。

　カットオフ値▶ カットオフ値を150 U/mLとするとき，膵癌で60～70％，胆道癌や肝癌で50～60％の陽性率を示すが，肝胆道系良性疾患においても高頻度に偽陽性が認められる。したがって，がん特異性を重視するので

あれば，400 U/mLを高次のカットオフ値とするのがよい。

❸ 生理的変動ならびに良性疾患での成績

　CA19-9と同様，DU-PAN-2も加齢や妊娠・性周期などの影響は受けない。良性疾患の中でも陽性率が高いのは肝硬変であり，肝実質の炎症の活動性や，肝機能低下に伴う代謝遅延の影響が想定されている。良性疾患で1,000 U/mLを超えることは稀なので，そうした著高例は，がんの存在をまず疑う。ただし，胆石症例では10,000 U/mLを超えることがある。また，肝・胆管系良性疾患の既往がないにもかかわらず，年余にわたってDU-PAN-2高値を持続し，IgM型HAMA（ヒト抗マウス抗体）による非特異反応と同定された症例の報告[1]がある。

❹ 悪性腫瘍における意義

　DU-PAN-2は主に腺癌で強く発現しており，既述の通り膵胆道系のがんに高い陽性率を示すとともに，多くで1,000 U/mL以上の著明な高値を認めることが特徴的である。最高では500,000 U/mL超に及ぶ。反面，消化管癌における陽性率は相対的に低く，血中濃度の上昇も軽度とされる（400 U/mLを超えることは少ない）。

　膵癌症例を対象とした検討報告によれば，DU-PAN-2濃度の推移は外科手術や化学・放射線療法などの治療効果をよく反映し，治癒切除が可能であった症例のDU-PAN-2濃度は1〜3週で正常化したという[2]。膵癌肝転移の有無や黄疸合併による有意差は認められない[3]。

　なお，DU-PAN-2は肝癌において比較的高い陽性率を示すものの，免疫組織化学染色を施しても肝細胞癌そのものは染色されないことから，むしろ，がんに合併する肝硬変や胆道閉塞に伴った二次的な上昇を反映している可能性がある。

【引用文献】

1) 阿部正樹，他：IgM型HAMAによるDUPAN-2偽高値について．臨床病理．2012；60(11)：1065-9．
2) 高見　博，他：消化器癌におけるヒト膵癌関連抗原DU-PAN-2の血清学的検討．癌と化学療法．1986；13(11)：3207-14．
3) 大神吉光，他：腫瘍マーカーDU-PAN-2の臨床的研究．臨牀と研究．1987；64(7)：2139-43．

5 前立腺特異抗原（PSA）

石橋みどり

❶ 性状（生理化学的性質）

　前立腺特異抗原（prostate specific antigen：PSA）は前立腺上皮細胞より分泌されるセリンプロテアーゼで，組織カリクレイン（hK1），腺性カリクレイン（hK2）とともにカリクレインファミリーに属する。PSAのプロテアーゼ活性は低く，一次構造の相同性が80％以上あるhK2の1/20,000と言われている[1]。PSAの生理作用は，精液中のセミノゲリン1，2ならびにフィブロネクチンを分解して精液の液化に寄与し，精子の運動性を高める。

　前立腺上皮で産生されるPSAはfreeで存在し，50～70％はプロテアーゼ活性を有する。血中に遊出したPSAは，ほとんどがプロテアーゼインヒビターであるα_1-アンチキモトリプシン（α_1-antichymotrypsin：ACT），α_2-マクログロブリン（α_2-macroglobulin：α_2M）と結合し，プロテアーゼ活性は不活化される。α_2M結合PSAはPSA抗体結合部位がα_2Mに覆われてしまうため，通常のPSAの免疫学的測定法では検出できない。通常total PSAとして測定されているのは約33 kDaのfree PSA（約10％）と約100 kDaのPSA-ACT（約90％）の総和である（図1）。

　精漿中には0.3～5 mg/mLのPSAが存在し，その約70％は活性型である。正常血清中のPSA濃度はほぼ3 ng/mL未満とされており，精液中の濃度の$1/10^6$である。

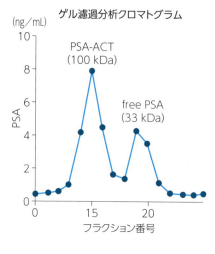
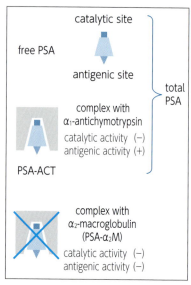

図1 ▶ PSA分子の血中での存在形態

❷ 測定,精度,基準値(カットオフ値)

　2018年5月の時点で医薬品医療機器総合機構(Pharmaceuticals and Medical Devices Agency:PMDA)に登録されている前立腺特異抗原測定試薬は,total PSA(高感度PSAを含む)は15社26種,free PSA試薬は6社12種,PSA-ACT試薬は1社1種である。同一メーカーでありながら多種の免疫測定装置が存在するため,試薬の種類は多種あるが,測定原理としては化学発光法,電気化学発光法,酵素免疫法,ラテックス免疫比濁法である。total PSAは"高感度"の表記がないキットでも,ラテックス免疫比濁法以外では0.002 ng/mLまでの検出感度を有するものもある[2]。

　日本医師会が実施している「臨床検査精度管理調査」(医師会サーベイ)の報告ではPSAが調査項目に導入された1998年以降,変動係数(CV)は約11〜20%を推移している。一般の臨床でPSA測定が導入された1990年代前半は診療に支障をきたすほど方法間差が大きかった。1992年以降,

方法間差是正のための血清PSA測定標準化活動が国内外で進められた。わが国ではPSA標準化委員会が1997年に行った調査結果で、方法間差の要因はPSAの分子多様性を根拠とする各測定キットのfree PSAとPSA-ACTに対する反応性の相違であることが明らかとなった。委員会ではPSA標準化のためには各キットのfree PSAとPSA-ACTに対する反応性が等モルであることを必須条件とし、等モル反応でない試薬メーカーに改善を促した。1997年と2003年に同委員会が実施したサーベイ結果により6年間の方法間測定精度の改善状況が示された（図2）[2]。近年の医師会サーベイの方法間差は若干拡大傾向にあるが、この要因は配布試

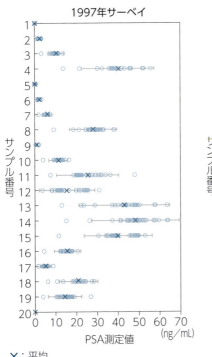
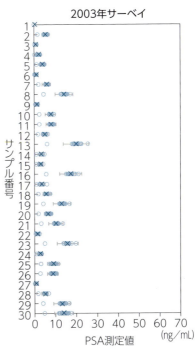

×：平均

図2 ▶ PSA測定値 6年間の改善状況

〔石橋みどり：PSA：検査編（今月の特集 検査と臨床のコラボで理解する腫瘍マーカー）．臨検．2015；59（7）：644-54．より医学書院の許諾を得て転載〕

料の組成（free PSA添加血清）に起因していると考えられ，実臨床では大きなキット間差は認められない．

|カットオフ値| 日本泌尿器科学会（The Japanese Urological Association：JUA）の前立腺癌診療ガイドライン2016年版[3]ではPSAのカットオフ値は全年齢で4 ng/mL，または年齢階層別設定（表1）が推奨されている．PSAは加齢とともに上昇傾向を認め，前立腺研究財団／前立腺癌撲滅推進委員会が行った一次検診受診者のPSA値の分布をみると，年齢に応じて4.1 ng/mL以上の症例の受診者における比率が高くなることがわかる（図3）[4]．一方，欧米では，がん診断感度の改善と，発見されたがんの根治性の向上を目的にカットオフ値を3.0 ng/mLや2.5 ng/mLに引き下げる傾向もあるが，カットオフ値を下げることにより不必要な生検や過剰診療のリスクが増加する懸念も生じる．JUAガイドライン2016年版ではカットオフ値の切り下げは推奨していない．

表1 ▶ 年齢階層別PSAカットオフ値

年齢	カットオフ値
50〜64	3.0 ng/mL
65〜69	3.5 ng/mL
70〜	4.0 ng/mL

（文献3をもとに作成）

❸ 臨床応用

PSAは臓器特異性が高く，他の腫瘍マーカーに比較して早期がんを含め，がん診断感度は高い．

臨床的には①がんの早期発見のためのスクリーニング，②がんの病期診断，③経過観察，④治療効果の判定，に活用されている．また前立腺肥大症，前立腺炎などの良性疾患でも上昇する．

❹ 前立腺癌（prostate cancer：PCa）診療とPSA検診

PSA検査の普及によりPSA検診が積極的に取り入れられ，PCaの早期

3章-5 前立腺特異抗原（PSA）

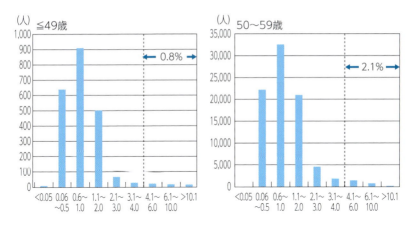
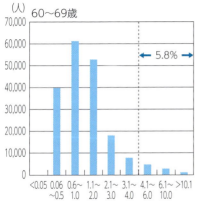
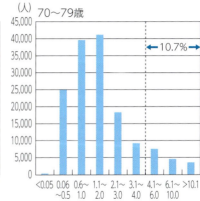
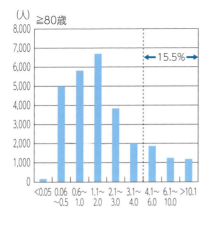

図3 ▶ 年齢階層別PSA値分布とPSA4.1 ng/mL以上の症例比率

（文献4より引用）

診断は飛躍的な進歩を遂げた．特に欧米先進国ではPSA検診の普及によりPCaの臨床病期の劇的なシフトが起こり，前立腺診療のランドスケープは大きく変化した．

　わが国ではPSA検診が導入される以前の1975〜1988年は，56％が骨転移の段階で発見されていたが，PSA検診が普及しはじめた1998〜2002年の転移がんの比率は26％に低下した．PSA検診がほとんど行われていない中国では，新規に診断された前立腺癌の30.9〜76.6％は，既に遠隔転移した状態で発見されている．一方，50歳以上のPSA検診受診率が75％である米国では，ワシントンD.C.在住のアジア系米国人における転移がんの割合は3.1％との報告がある．

　PSAは他の腫瘍マーカーに比較して早期がんを含め，がん診断感度は高い．多くの論文でPSA検査をがん検診に導入することで転移進展抑制効果や，がん死亡率の低下が証明されている[5, 6]．

　また，PSA検診受診開始年齢はERSPC[5]で55〜69歳，イエテボリ研究[6]で50〜64歳の対象者で死亡率低下効果が検証されたことから，一般的に50歳からの受診が推奨されている．しかし，家族にPCa罹患者がいる場合や人間ドック受診機会がある場合には，将来のPCa罹患危険予測のために40歳代からのPSA検査が推奨される．前立腺癌診療ガイドライン2016年版の住民検診・人間ドックにおける受診対象年齢と泌尿器科専門医紹介までの前立腺癌検診アルゴリズムを図4[3]に示す．

❺ PSAアイソフォーム

　血清中のPSAは病態によりfree PSAとPSA-ACTの含有量比が変化し，PSA-ACTはPCaで含有率が減少する．PSA値がグレーゾーン（4〜10 ng/mL）にある患者のtotal PSAに対するfree PSAの比（F/T ratio，または％free PSA）の臨床的有用性については多くの報告[7, 8]があり，わが国では1999年8月から保険収載された（現在185点）．F/T ratioのカット

3章-5 前立腺特異抗原(PSA)

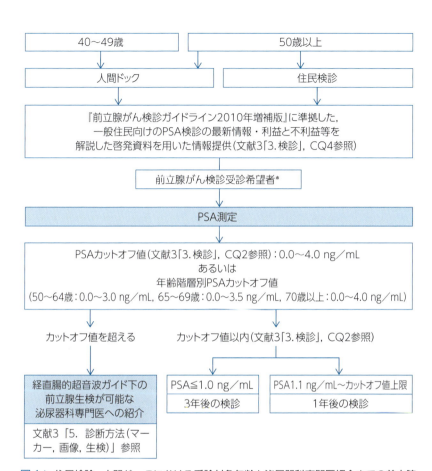

図4 ▶ 住民検診・人間ドックにおける受診対象年齢と泌尿器科専門医紹介までの前立腺癌検診アルゴリズム

＊：高齢者におけるPSA検診継続の判断をするための余命を予測する正確なモデルは現時点ではないが，将来の方向性として健康状態評価手段〔G8 geriatric screening tool（表）〕等を検診受診推奨判定に用いることは，方策のひとつである（文献3「3. 検診」，CQ3参照）

（文献3より改変）

オフ値は≧0.25とされている。William J. CatalonaらはPSA値がグレーゾーンである4～10 ng/mLのレベルでのPCa診断効率を上げるため，PSA，％free PSAを用いた前向き多施設臨床試験の結果からPCaスクリーニングの進め方について報告した（図5）[9]。さらに，Mikolajczykら

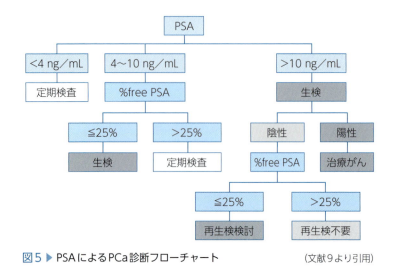

図5 ▶ PSAによるPCa診断フローチャート　　　　　　（文献9より引用）

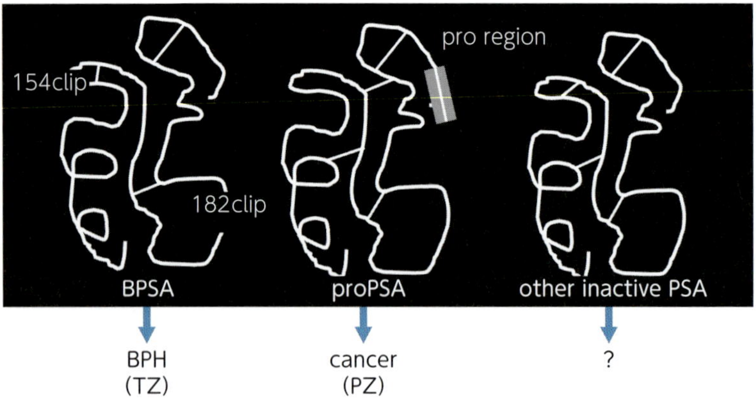

図6 ▶ free PSAのアイソフォーム　　　　　　　　　　（文献10より改変）

[10]はfree PSAのアイソフォームを示し（図6），pPSAが早期PCa診断に有用であることを報告している[10]。その後，PSAがグレーゾーンにある患者においてpPSAの中でもとりわけ［−2］proPSAの臨床的有用性が報告[11]されている。

❻ PSA測定に影響を及ぼす要因

(1) PSAの in vitro 安定性

in vitro でのPSAの安定性については多くの報告がある[12, 13]。我々の検討結果では，採血後の全血状態で室温放置した場合はtotal PSA, free PSA, PSA-ACTのいずれも48時間まで5％以内の変動であった。しかし，血清分離後はtotal PSA, free PSA, PSA-ACTで測定値の低下が認められた。また，−20℃凍結と4℃融解の繰り返しではtotal PSA, free PSA, PSA-ACTのいずれも平均±5％以内の変動であった[14]。

(2) PSA値変動要因

PSAは種々の要因で偽高値または偽低値となる。

(i) 上昇

・物理的刺激

直腸診，膀胱鏡，経尿道的膀胱切除術（TURBT），経直腸的超音波検査（TRUS），前立腺生検など，前立腺への物理的刺激により血中PSAは上昇する。その際に血中に遊出するPSAはほとんどがfree PSAである。射精，会陰部への強い圧迫でも上昇するとの報告もあり，長時間のサイクリングで偽高値になるとも言われている。

(ii) 低下

・投与薬剤

前立腺肥大症（BPH）治療薬のステロイド性抗アンドロゲン剤（酢酸クロルマジノン）や男性型脱毛治療薬である5α還元酵素阻害薬（デュタステリド，フィナステリド）の投与によりPSAは低下する。

デュタステリドはα還元酵素のⅠ型，Ⅱ型を阻害することにより前立腺内でのテストステロンがジヒドロテストステロンに変換されるのを抑制する。6カ月の服用でPSAは40〜50％低値となる[15]ため，PSA値は少なくとも実測値の2倍と考えるか，上昇率で評価する必要がある。服用中止

後は6カ月以内に戻るとされている。

・PSA自己抗体

患者の臨床病期と明らかな乖離を示し，測定されたPSA値が低値であった症例では，血中にIgGクラスの抗PSA抗体が存在し，測定試薬抗体との反応が阻害されたことにより偽低値になったとの報告がある[16]。

【引用文献】

1) Wang MC, et al：Purification of a human prostate specific antigen. Invest Urol. 1979；17(2)：159-63.
2) 石橋みどり：PSA：検査編（今月の特集 検査と臨床のコラボで理解する腫瘍マーカー）．臨検．2015；59(7)：644-54.
3) 日本泌尿器科学会，編：前立腺癌診療ガイドライン 2016年版．メディカルレビュー社，2016, p40-55.
4) 田中啓幹：前立腺がん検診研究 総括報告書（平成13〜17年度）．前立腺がん撲滅推進委員会／前立腺研究財団，2011, p13.
5) Schröder FH, et al：Screening and prostate cancer mortality：results of the European Randomised Study of Screening for Prostate Cancer(ERSPC)at 13 years of follow-up. Lancet. 2014；384(9959)：2027-35.
6) Hugosson J, et al：Mortality results from the Göteborg randomised population-based prostate-cancer screening trial. Lancet Oncol. 2010；11(8)：725-32.
7) Egawa S, et al：The ratio of free to total serum prostate specific antigen and its use in differential diagnosis of prostate carcinoma in Japan. Cancer. 1997；79(1)：90-8.
8) Huang Y, et al：Value of free/total prostate-specific antigen(f/t PSA)ratios for prostate cancer detection in patients with total serum prostate-specific antigen between 4 and 10ng/mL：A meta-analysis. Medicine(Baltimore). 2018；97(13)：e0249.
9) Catalona WJ, et al：Use of the percentage of free prostate-specific antigen to enhance differentiation of prostate cancer from benign prostatic disease：a prospective multicenter clinical trial. JAMA. 1998；279(19)：1542-7.
10) Mikolajczyk SD, et al：Free prostate-specific antigen in serum is becoming more complex. Urology. 2002；59(6)：797-802.

11) Ito K, et al：Diagnostic significance of[-2]pro-PSA and prostate dimension-adjusted PSA-related indices in men with total PSA in the 2.0-10.0ng/mL range. World J Urol. 2013；31(2)：305-11.
12) Woodrum D, et al：Stability of free prostate-specific antigen in serum samples under a variety of sample collection and sample storage conditions. Urology. 1996；48(6A Suppl)：33-9.
13) Sokoll LJ, et al：Short-term stability of the molecular forms of prostate-specific antigen and effect on percent complexed prostate-specific antigen and percent free prostate-specific antigen. Urology. 2002；60(4Suppl1)：24-30.
14) 石橋みどり，他：PSA測定における諸問題. 泌外. 2000；13(8)：948-53.
15) D'Amico AV, et al：Effect of 1mg/day finasteride on concentrations of serum prostate-specific antigen in men with androgenic alopecia：a randomised controlled trial. Lancet Oncol. 2007；8(1)：21-5.
16) 阿部正樹，他：数種のイムノアッセイ法においてPSA偽低値を呈した前立腺癌患者血清の検討. 日臨検自動化会誌. 2008；33(5)：805-11.

▷3章 腫瘍マーカー

6 SCC

末廣 寛

❶ 性状

　扁平上皮癌関連抗原(squamous cell carcinoma-related antigen：SCC抗原)は，1977年に山口大学の加藤らによって子宮頸部扁平上皮癌の肝転移巣より分離・精製された分子量が約4.5万の蛋白質である[1]。SCC抗原は，SCCA1抗原とSCCA2抗原の2つの蛋白質から構成されている。SCCA2抗原はSCCA1抗原に比べ，がん細胞でより高い発現性を示すことが知られている。SCCA1は細胞内にとどまりやすい性格を持つ中性分画を形成し，SCCA2は細胞外に放出されやすい酸性分画を形成する。正常扁平上皮内では主に細胞内にとどまりやすいSCCA1(中性分画SCC抗原)が産生されているため，通常では血中SCC濃度は上昇しない。一方，扁平上皮癌症例ではSCCA1に加え，血中に放出されやすいSCCA2(酸性分画SCC抗原)の産生が亢進しているため，血中レベルが上昇する[2]。本来であれば，両方の抗原を測定することが，がん診療において重要であるが，現時点では，両者を区別して測定値が得られるような検査で，保険収載されているものは存在しない。

　非担がん患者において天疱瘡，乾癬，紅斑，アトピー性皮膚炎などの皮膚炎症性疾患を併発した症例や，採血時の多数回の穿刺による偽陽性例が報告されているが，これらは破壊された正常扁平上皮から放出されたSCCA1レベルが上昇するためと考えられている[2]。以上のことからSCC抗原の中で，SCCA2のみの測定が可能であれば，扁平上皮癌に対し，さらに特異性の高い腫瘍マーカーになると考えられる。しかし，現在臨床で用いられているEIA法はSCCA1，SCCA2を区別して認識することはで

きず，血清SCC抗原レベルはSCCA1とSCCA2の総和として測定されるため，このような正常扁平上皮由来の偽陽性反応が起こる[2]。

❷ 測定，精度，基準値（カットオフ値）

カットオフ値 ▶ 1.5 ng/mLまたは2.0 ng/mL。ただし，試薬の測定原理や試薬の特異性などの違いにより測定値が異なるため，判定基準は各施設で独自に設定するよう添付文書で指示されている[3]。

❸ 生理的変動ならびに良性疾患での成績

上述のようにSCC抗原は正常な扁平上皮にも存在しているため，アトピー性皮膚炎や天疱瘡，乾癬などの皮膚疾患，気管支喘息や気管支炎，肺炎，結核などの肺疾患，腎不全，透析患者，長年の喫煙者などでも陽性となる（表1）。特に，腎機能不全の場合は60％以上で上昇する[4]。さらに，SCC抗原は肝細胞や胸腺細胞にも発現するため，肝炎，肝硬変，胸腺腫瘍でも陽性となる[4]。性別や年齢，あるいは月経周期の影響は受けず妊娠中も上昇しない[4]。

なお，皮膚表面や汗にも大量に存在するため，採血の際は複数回の穿刺による組織液の混入には気をつけ，測定にあたっては検体の取り扱いに注意する[5]。また，本検査項目は唾液による汚染により，異常高値を示す場合があるため，検体の取り扱いには十分注意する必要がある[5]。

❹ 悪性腫瘍における意義

子宮頸癌，外陰・腟癌，肺癌，食道癌，頭頸部癌，皮膚癌，口腔・舌・上顎癌など，多くの扁平上皮癌で陽性となる（表1）[6]。ただし，早期がんでの陽性率は低く，早期発見を目的としたスクリーニングには適さない。

表1 ▶ SCC抗原の陽性率

偽陽性率の高い良性疾患	偽陽性率(%)
良性皮膚疾患	80〜100
重症呼吸器疾患	11〜36
長期透析患者	94
肝炎	9
肝硬変	52

陽性率の高いがん	陽性率(%)
頭頸部癌(扁平上皮癌)	44〜71
口腔・舌・上顎癌	34〜64
肺癌(扁平上皮癌)	35〜57
食道癌	43〜64
皮膚癌	50
子宮頸癌	20〜80
外陰・腟癌	31〜39
卵巣成熟奇形腫の悪性変化	14〜42
陰茎癌	45〜57
肛門癌	44〜78
肝細胞癌	84

(文献6をもとに作成)

　SCC抗原の血中半減期は短く(約72時間),病状変化に伴う変動が速やかで治療の効果判定に有用である。また再発例では臨床症状の現れる数週間前に血中濃度が上昇することが多く,再発・再燃のモニタリングに有用である[4]。ただし,同一個人でも約25%の日差変動を示すので,軽度上昇を評価する際は注意が必要である。2回以上連続して上昇する場合は病状の悪化を疑う[4]。

【引用文献】

1) 加藤　紘,他編著:図説産婦人科VIEW18 腫瘍マーカー 生物活性から臨床応用まで.メジカルビュー社,1995,p78-84.
2) 能勢直弘,他:肺扁平上皮癌術後経過中に皮脂欠乏性湿疹によるSCC上昇を認めた1例.日呼外会誌.2006;20(1):40-3.
3) 渡邉万里子,他:エクルーシス試薬SCCを用いたSCC抗原測定の検討.医と薬学.2017;74(2):181-8.

4) 加藤　紘：腫瘍マーカーハンドブック. 石井　勝, 編. 医薬ジャーナル社, 2009, p118-20.
5) 今井浩三, 他：臨床検査データブック2017-2018. 高久史麿, 監. 医学書院, 2017, p645-46.
6) Kato H：Squamous Cell Carcinoma Antigen. Serological Cancer Markers. Sell S, ed. Springer, 1992, p437-51.

▷ 3章　腫瘍マーカー

7　CYFRA

七崎之利／諏訪部　章

❶ 性状

　CYFRAは，サイトケラチン19フラグメント（cytokeratin 19 fragment）の略称で，組織から溶出するサイトケラチン19（分子量40,000，等電点5.2）の可溶性断片である。乳癌培養細胞株MCF-7を免疫原として作製されたKS19.1とBM19.21という，2つのモノクローナル抗体により特異的に認識される。CYFRAは非小細胞肺癌に特異的に検出される。これは，細胞破壊による逸脱の結果ではない。CYFRAの検出は，腫瘍細胞内のプロテアーゼ産生亢進に起因するサイトケラチンフラグメントの分解による。

❷ 測定，精度，基準値（カットオフ値）

　電気化学発光免疫測定法，酵素免疫測定法，放射免疫定量法で測定される。試料は通常，血清であるが，血漿でも測定できる。室温保存で最長48時間，または，2～8℃保存で7日間測定できる。これらの保存期間内に測定しない場合は，血清または血漿にフィブリンや赤血球，分離剤が含まれていないことを再度確認した後，－10～－20℃以下で保存する。

カットオフ値▶ CYFRA：3.5 ng/mL（電気化学発光測定法，酵素免疫測定法），2.0 ng/mL（放射免疫定量法）。

❸ 生理的変動ならびに良性疾患での成績

　稀ではあるが，肺の良性疾患（間質性肺炎や結核など）でも上昇する場

合がある。喫煙の影響は認められないが、加齢に伴い若干高値を示す傾向が報告されている。

❹ 悪性腫瘍における意義

　CYFRAは、肺癌のうち85〜90％を占める非小細胞肺癌において陽性率が高い。CYFRAは腫瘍の病期あるいは治療効果と良好に相関することが報告されており、化学療法や術後の臨床経過に伴い病態を的確に反映する。これは、手術、化学療法、そして放射線療法自体による細胞傷害に影響されないためと考えられる。しかし、CYFRAの非小細胞肺癌に対する検出感度は41〜65％であり、肺癌の質的診断の補助、治療効果のモニタリング、再発診断の補助として用いるべきである。

　また、CYFRAは、肺扁平上皮癌において、病期Ⅰ・Ⅱの早期癌で60％以上の陽性率を示し、早期診断のマーカーとして有効である。同じ肺扁平上皮癌のマーカーであるSCC抗原とともにがんの進行に伴い陽性率が高くなるため、この2つの組み合わせは、診断補助、治療効果のモニタリングなどにおいてさらに有用性が高いと考える。その一方で、肺腺癌、大細胞肺癌、小細胞肺癌においては陽性になるが、陽性率は上記と異なり、50％以下である。しかし近年、進行期肺腺癌の治療において、CYFRAが高いほど抗PD-1抗体(ニボルマブ)による治療効果が高いことが示され、治療効果予測因子としての可能性が示唆されている。

　卵巣癌や子宮頸癌などの女性生殖器系癌や、食道癌などの消化器系癌でも高値を示すことが報告されている。

【参考文献】
▶ Shirasu H, et al：CYFRA 21-1 predicts the efficacy of nivolumab in patients with advanced lung adenocarcinoma. Tumour Biol. 2018；40(2)：1010428318760420.

▷3章　腫瘍マーカー

8　ProGRP

七崎之利／諏訪部　章

❶ 性状

　ProGRPは，ガストリン放出ペプチド前駆体（pro-gastrin releasing peptide）の略称で，GRPの前駆体である。GRPはガストリン分泌促進作用を持つ27個のアミノ酸よりなる脳腸ペプチドである。小細胞肺癌内において，生物活性を持つGRP 1−27と活性を持たないC端側フラグメントのProGRP 31−125，31−118，31−115の3種に切断され，細胞外に等モルで放出される。血中において，速やかに分解されるのは活性を持つGRP 1−27である。その一方，活性を持たない部分は安定しており，上記の3種の分子種に共通する構造である。このうち，遺伝子組み換え技術で作製したProGRP 31−98を抗原として，測定法が確立された。

❷ 測定，精度，基準値（カットオフ値）

　酵素免疫測定法，電気化学発光免疫測定法，放射免疫測定法で測定される。試料は通常，血清である。しかし，採血後，血清を室温または2〜8℃で放置すると3時間で急速に失活するため，血清分離後，速やかに−15℃以下に凍結保存する。

　血漿も，室温で8時間，2〜8℃では24時間で失活する。凍結保存により，7日間測定可能である。また，ProGRPはトロンビンを含むセリンプロテアーゼにより分解されてしまうため，血清検体，特に高速凝固促進剤としてトロンビンを含む採血管を用いた場合，血漿検体と測定値が異なることがわかっている。近年，トロンビン認識部位にエピトープを有さない抗体

を使用したECLIA試薬が開発され，血清でも問題ないとのことである。

カットオフ値　基準範囲の上限は31.0 pg/mL，カットオフ値46 pg/mL（肺癌の腫瘍マーカーとして，特異度96％，感度65％）。小細胞肺癌における平均値は，カットオフ値の34倍に達し，病期の進行に従い高値を示す。また，2011年のProGRP研究会の報告では，CLIAやCLEIAによる血漿の検討で，81 pg/mLというカットオフ値が得られている。上記のECLIAによる血清でも同じカットオフ値が推奨されている。

❸ 生理的変動ならびに良性疾患での成績

腎機能障害について，血清クレアチニンの測定をする必要がある。腎不全患者例（クレアチニン値が1.6 mg/dL以上）では腎クリアランスの低下により高ProGRP血症を示す。71％の例においてカットオフ値以上を示すとの報告がある。また，胸膜炎，間質性肺炎でもカットオフ値を上回る例があると報告されている。小児については，4歳未満において100 pg/mL未満の高値がみられる。

❹ 悪性腫瘍における意義

ProGRPは，肺癌の約20％を占める小細胞肺癌で陽性率が63％と高く，進行に伴いその陽性率は高くなる。小細胞肺癌の病変は肺門部に出現するため，胸部X線撮影のみでは検出が難しく，また早期からリンパ節，あるいは遠隔転移を起こしやすいため，小細胞肺癌の補助診断として用いられている。小細胞肺癌が産生するホルモン放出ペプチドとして，がん細胞破壊によって血中に逸脱するNSEに比し，早い病期で血中に放出される。その一方，大細胞肺癌，肺扁平上皮癌，肺腺癌でも陽性になるが，陽性率は20％に満たない。

▷3章 腫瘍マーカー

9 NSE (神経特異エノラーゼ)

末廣 寛

❶ 性状

エノラーゼは解糖系酵素で，α，β，γの3種類のサブユニットがあり，αα，ββ，γγ，αβ，αγの5つのアイソザイムがある。γサブユニットを持つエノラーゼはαγ，γγ型として神経細胞と神経外胚葉細胞に特異的に存在し，神経特異エノラーゼ(neuron specific enolase：NSE)として知られている[1]。

❷ 測定，精度，基準値(カットオフ値)

カットオフ値 ▶ ECLIA法16.3 ng/mL。測定法の違いにより血清でのカットオフ値を5〜10 ng/mLとする報告もあるが[2]，国内の主たる検査会社はECLIA法を採用しており，そのカットオフ値は上述の通り16.3 ng/mLである。

❸ 生理的変動ならびに良性疾患での成績

赤血球中や血小板にもNSEは存在するので，溶血の場合には値が上昇するため溶血に注意するとともに，採血後は速やかに遠心分離する[3]。腎機能低下により腫瘍の有無とは無関係に値が上昇することが知られている[2]。肺良性疾患でも陽性(偽陽性)となり，偽陽性率は5％との報告もある[4]。また，別の報告では，気管支炎では25％，肺炎では55％の陽性率である[5]。脳腫瘍，脳血管障害，脳炎でも高値になることがある[2]。血清NSE値に

性差はなく,加齢の影響もない[6]。

❹ 悪性腫瘍における意義

NSEは健常成人の血中には,ごくわずかしか存在しないが,小細胞肺癌および神経芽細胞腫などの神経内分泌系腫瘍では,細胞の破壊により逸脱し血中に増加する。したがって,血清中のNSE測定は小細胞肺癌,神経芽細胞腫などの神経内分泌系腫瘍の診断と経過観察に有用な血中腫瘍マーカーとして測定されている[7～9]。血清NSEの陽性率を表1[6]に示す。

表1 ▶ 血清NSEの陽性率

疾患名	陽性率(%)
小細胞肺癌	
限局型	50～60
伸展型	70～90
非小細胞肺癌	
腺癌	10
扁平上皮癌	10
大細胞癌	20
神経芽細胞腫	80～90

(文献6より引用)

(1) 神経芽細胞腫

神経芽腫は,胎生期の神経堤細胞を起源とする細胞が,がん化したものであり,体幹の交感神経節,副腎髄質に多く発生する。約65%が腹部であり,その半数が副腎髄質,それ以外には頸部,胸部,骨盤部などから発生する。特に小児の固形腫瘍で最も頻度が高く,悪性度の高いものや自然退縮するものなど,様々な腫瘍動態を示す[10]。神経芽細胞腫ではNSEは予後因子のひとつとして重要であり,病期の進行(ステージ)とともにNSE値が上昇し[11],NSEが100 ng/mL以上の場合は予後がきわめて不良とされる[12]。

(2) 小細胞肺癌

NSEはProGRPとともに,小細胞肺癌の腫瘍マーカーとして頻用され,陽性率は60～80%とされるがⅠ期・Ⅱ期では0～20%以下と低く,基準

値以上の小細胞肺癌の病期は，ほぼⅢ期以上と考えられる[2, 4]。臨床的にはProGRPがNSEよりも有用であるという報告もあるが，ProGRPが上昇しない小細胞肺癌も存在するため，ProGRPおよびNSEの双方を測定すべきとされている[2]。NSEが高値の小細胞肺癌の患者は全生存期間が低値群に比べて短い傾向がある[13]。なお，小細胞肺癌の再発の早期診断ではNSE，ProGRPは双方とも有用ではないが，再発の予後因子としては有用とされている[14]。

また，NSEは神経内分泌系組織にも大量に存在することが報告されており，甲状腺髄様癌，褐色細胞腫，インスリノーマ，ガストリノーマなどで上昇する[5]。

(3) 非小細胞肺癌

血清NSE値が高値（20〜30 ng/mL以上）の非小細胞肺癌は，一般的に化学療法に奏効しやすいが，再増悪も早いとされる[6]。

【引用文献】

1) Marangos PJ, et al：Measurement of neuron-specific(NSE) and non-neuronal(NNE) isoenzymes of enolase in rat, monkey and human nervous tissue. J Neurochem. 1979;33(1):319-29.
2) 日本分子腫瘍マーカー研究会，編：分子腫瘍マーカー診療ガイドライン．金原出版, 2016, p127-8.
3) 永田泰自：NSE, proGRP, SLX. medicina. 2015;52(4増):480-3.
4) 有吉 寛：呼吸器．腫瘍マーカー臨床マニュアル．大倉久直，他編．医学書院, 1999, p145-6.
5) 花田浩之, 他：全自動電気化学発光免疫測定法（ECLIA）「エクルーシス試薬NSE」による神経特異性エノラーゼ(NSE)測定試薬の基礎的および臨床的性能評価．医と薬学. 2008;60(4):657-63.
6) 有吉 寛, 他：NSE. 腫瘍マーカーハンドブック．改訂版．石井 勝, 編．医薬ジャーナル社, 2009, p95-8.
7) Brown KW, et al：Immunoreactive nervous system of specific enolase (14-3-2 protein) in human serum and cerebrospinal fluid. Clin Chim Acta. 1980; 101(2-3):257-64.

8) 花田浩之,他:IRMA法による神経特異性エノラーゼ(NSE)測定の評価. 医学と薬学. 1995;34(4):739-47.
9) Muley T, et al:Technical performance and diagnostic utility of the new Elecsys neuron-specific enolase enzyme immunoassay. Clin Chem Lab Med. 2003;41(1):95-103.
10) Maris JM, et al:Neuroblastoma. Lancet. 2007;369(9579):2106-20.
11) 有吉 寛,他:Neuron-specific Enolase(NSE). 腫瘍マーカーハンドブック. 石井 勝,編. サイエンスフォーラム社, 1985, p330-40.
12) Zeltzer PM, et al:Raised neuron-specific enolase in serum of children with metastatic neuroblastoma. A report from the Children's Cancer Study Group. Lancet. 1983;2(8346):361-3.
13) Zhao WX, et al:Serum neuron-specific enolase levels were associated with the prognosis of small cell lung cancer:a meta-analysis. Tumour Biol. 2013;34(5):3245-8.
14) Hirose T, et al:Are levels of pro-gastrin-releasing peptide or neuron-specific enolase at relapse prognostic factors after relapse in patients with small-cell lung cancer? Lung Cancer. 2011;71(2):224-8.

▷ 3章　腫瘍マーカー

10　CA125と類似マーカー

山田俊幸

CA125（CA602含む）

❶ 由来

　CA125は卵巣漿液性囊胞腺癌細胞株に対して作製されたモノクローナル抗体が認識する糖蛋白抗原で，認識部位はがん化して変化した細胞膜糖鎖のコア部分（図1）[1]である。血中では，分子量10万〜40万の糖蛋白として存在する。卵巣腺組織からだけではなく，子宮内膜からも産生される。違うモノクローナル抗体によって認識されるCA602，CA130も同じ分子上の糖鎖を認識している。

❷ 測定，精度，基準値（カットオフ値）

　酵素免疫測定法または化学発光免疫測定法，電気化学発光免疫測定法で測定されている。試料は，通常は血清であるが血漿でも測定できる。4℃

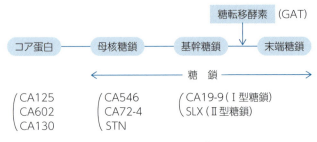

図1 ▶ 糖鎖構造と糖鎖関連腫瘍マーカー認識部位　（文献1より引用）

保存では2週間程度安定で，凍結保存では長期間安定である。日本医師会臨床検査精度管理調査によれば，方法内再現性は，変動係数（CV）3～4％，方法（試薬）間差はCV 10～19％である。測定値はアボット社＞ロシュ社，シーメンス社，富士レビオ社の関係にある。CA602のカットオフ値は63 U/mL，CA130は現在測定試薬が存在しない。

カットオフ値 ▶ CA125：35 U/mL。ただし，後述の性周期の影響や良性疾患での陽性を軽減するため，65 U/mLを高次のカットオフ値とすべきとの見解がある。

❸ 生理的変動ならびに良性疾患での成績

性周期の影響を受け，月経期に高く（100 U/mLを超える程度），卵胞期から黄体期にかけて低めとなる。妊娠では，12週まで上昇（100 U/mLを超える程度）し，その後，低下する。

良性疾患では，子宮内膜症，付属器炎，腹膜・胸膜炎（がん性のものを含む）蛋白漏出性胃腸症で高値となる。多くは100 U/mL以下にとどまるが，稀に500 U/mL程度を示す例もある。

❹ 悪性腫瘍における意義（☞ 4章-7）

CA125は卵巣癌で陽性率が高く，500 U/mLを超えるものの多くは卵巣癌である。特に漿液性嚢胞腺癌で陽性率が高く，80～90％が陽性になる。一方，粘液性嚢胞腺癌は陽性率が50～60％と低めとなる。卵管癌の80％でも陽性となる。子宮内膜癌でも陽性となるが，陽性率が50％となるのはⅢ期以降となる。子宮肉腫でも陽性になることがあるが，これは腫瘍からの産生というより，刺激を受けた子宮内膜からの産生と考えられる。

女性生殖器以外では，肺癌，肝癌，胆囊癌，膵癌などの腺癌で50％以下であるが陽性となる。

CA72-4, CA54/61, シアリル Tn 抗原 (STN 抗原)

　CA72-4, CA54/61, STNはそれぞれ違うモノクローナル抗体に認識されるシアリル化した母核糖鎖抗原（NeuAcα2→6Gal NAcα1→Ser/Thr）であり，CA125が粘液性腺癌で陽性率が低いことを補うマーカーとして測定されている。CA125に比較すると卵巣癌以外の悪性腫瘍での陽性率が低いことも特徴である。

　カットオフ値 ▶ CA72-4：10 U/mL，CA54/61：12 U/mL，STN：45 U/mL。

がん関連ガラクトース転移酵素 (GAT)

　がん化により細胞表面の糖鎖構造が変化するが，それを担う酵素のひとつである β (1-4) ガラクトース転移酵素の活性が上昇する。がん症例では，健常者由来の酵素と質的に異なるものが検出され，これに対するモノクローナル抗体で測定される。卵巣癌における陽性率は50〜60％とCA125に比較すると低いが，良性疾患における陽性率が低いことが特徴である。

　カットオフ値 ▶ 13.6 U/mL。

ヒト精巣上体蛋白4
(human epididymis protein 4：HE4)

　卵巣癌患者の血清で高値を示す分泌型糖蛋白で，CA125と比較すると卵巣癌での陽性率は低いが，良性疾患での陽性率も低い特徴がある。

　カットオフ値 ▶ 閉経前：70 pmol/L，閉経後：140 pmol/L。

【引用文献】

1) 福地　剛, 他：CA546, CA602. 日本臨床. 2005;63(増刊号8):647-50.

▷3章 腫瘍マーカー

11 CA15-3

山口勇人／木村 聡

　乳癌の血中マーカーとして1980年代後半に登場した糖鎖抗原CA15-3は，糖鎖を認識する2種のモノクローナル抗体を用いて測定される。当初の期待に反し，早期の乳癌での陽性率が低いため，現在では早期のスクリーニングよりも転移をきたすような進行乳癌症例において，経過観察の指標に用いられることが多い。ここではCA15-3の物理化学的性状，カットオフ値，生理的変動や干渉物質の影響，偽陽性・偽陰性の要因について解説する。臨床的意義の詳細に関しては4章を参照されたい。

❶ 性状

　CA15-3はHilkensらが作製した115D8[1,2]と，Kufeらが作製したDF3[3]という，2つのモノクローナル抗体を用いたサンドイッチ法で測定される。

　115D8はMAM-6抗原というヒト乳汁脂肪球膜上の抗原に対し作製されたモノクローナル抗体である。MAM-6は乳汁以外にも乳腺管腔などに存在している分子量40万以上の糖蛋白である。より詳細に説明すると，115D8抗体は糖蛋白の糖側鎖のMAM-6a部分をエピトープとして検出し，乳癌においてはほとんどの組織型と反応する。しかしMAM-6抗原の血中濃度は早期乳癌ではあまり上昇せず，主に進行例や転移のみられる乳癌症例において高値をとり，乳癌以外の進行がん（卵巣癌，大腸癌，肺癌，前立腺癌，悪性黒色腫，リンパ腫など）の一部でも上昇が認められている。このため，当時から115D8抗体は乳癌のスクリーニングには不十分と考えられてきた。

もう一方の抗体DF3は，乳癌肝転移組織より作製されたモノクローナル抗体であり，分化した乳腺上皮膜に多く存在する糖鎖抗原に対する抗体とされている。DF3は原発乳癌や転移乳癌で比較的高い陽性率が報告されたが，同時に一部の乳腺良性腫瘍でも陽性が報告されている[3]。

　ゆえにCA15-3は，進行乳癌のMAM-6抗原を認識する115D8抗体と，乳腺組織を認識するDF3抗体の両方で抗原を挟み込み，感度・特異性を高める工夫をした腫瘍マーカーととらえることができる。

❷ 測定，精度，基準値（カットオフ値）

(1) 測定系のキット間差と誤差

　他の多くの糖鎖系腫瘍マーカーと同じく，CA15-3には世界共通の標準物質が存在しない。このため，たとえ同様の抗原を認識する抗体を用いたアッセイ系であっても，その測定値はキット間で微妙な差が生じうる。キット相互での相関関係はおおむね良好であるが，自施設や外注先で測定キットが変更される場合は，相関係数だけでなく相関図の傾きに注意したい。特に高値症例ではキット間差が生じやすいため，実際に生じうる差に留意すべきである。また乳癌は，他の悪性腫瘍に比べ長期フォローアップを要する患者が多いため，キット変更時は要注意である。さらにCA15-3に限らず抗原抗体反応を用いた測定系では，非特異反応が避けられないため，画像や症状に変化がないにもかかわらず異常高値がみられる場合は，他の測定法での確認も考慮する。

(2) 測定における同時再現性と干渉物質

　同時再現性，日差再現性については，測定機器・試薬により多少の差がみられるが，おおむね10％以内と考えて差し支えない[4～6]。血中に存在する干渉物質に関しては，臨床上よく遭遇するビリルビン（20 mg/dLまで），乳び（2,000ホルマジン濁度まで），溶血によるヘモグロビン（500 mg/dL

まで)では臨床上問題となるような影響はみられない[4~6]。

　注意すべきは，本項のように抗原抗体反応を利用したアッセイ系に共通して生じうる「プロゾーン現象」である。抗原過剰の際に十分な抗原抗体反応が得られず，偽低値が報告される現象で，抗原が大量に存在する検体で稀ながら発生する。検体を希釈して再検することで発見される場合が多い。また，稀ながらcarry overと呼ばれる現象が知られており，異常高値をきたした検体の直後に測定された検体が偽高値を示すことがある。測定時にわずかに生ずる検体の飛沫混入や，検体の通るチューブやセルに付着残存した抗原が，洗浄不足で混入する現象である。検査室ではこれを避けるため，一定レベル以上の高値検体に続いて測定された検体には，自動的に再検するようプログラムを組んで対処する場合がある。自施設のラボが自動再検のプログラムを持っているか，確認しておかれるようお勧めしたい。自動再検は検査のコスト増につながるため省略する施設も多い。実施していること自体が検査の精度を保持したいという臨床検査技師の矜持の表れとも解釈できるのである。

カットオフ値 ▶ ECLIA：25.0 U/mL，CLIA：31.3 U/mL，CLEIA：25.0 U/mL。カットオフ値は，設定にあたって用いられた集団の特性やキット間差を反映し，いくつかの値が用いられている。国内の大手検査会社は25.0または31.3 U/mLを採用する施設が多いようである。第3回CA15-3研究会(1986年，東京)では28.0 U/mLが提唱されている。

❸ 生理的変動ならびに良性疾患での成績

(1) 性差

　古木ら[4]が人間ドック受診者248例で調査したところ，男性5.4〜17.7，女性4.5〜19.8 U/mL(平均値±1.96SD)であり，Mann-Whitney U検定で有意差を認めなかった。

(2) 妊娠・授乳

妊娠後期に軽度上昇が認められるが，分娩や授乳での有意な変動はみられないという[5]。

(3) 加齢

加齢とともにわずかながら上昇するとの報告がある（図1）[7]。

このほか，年齢，性周期，喫煙習慣の有無によっても有意な変動は認めないが，個人ごとの基礎値や変動幅が比較的大きい（カットオフ値付近で±5 U/mL程度）こと[8]から，可能であれば患者別の基礎値を把握しておくのが望ましい。

◎

CA15-3は偽陽性率が比較的低い腫瘍マーカーとして知られている。しかし良性の乳腺疾患でも稀に陽性となり，慢性肝炎，肝硬変，慢性膵炎，胆囊・胆管炎では50 U/mL程度の軽度上昇をみることがある[9]。特に閉塞

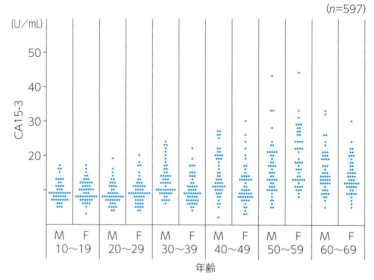

図1 ▶ 健常成人における性別，年齢別血清CA15-3値　　（文献7より引用）

性黄疸を伴う例では1,000 U/mL以上も稀ではないが，病勢の沈静化とともに低下する[9]。また卵巣の類皮嚢胞腫で特に悪性の場合，高値を示す[9]。他に子宮筋腫，子宮内膜症，卵巣嚢腫などの婦人科疾患で陽性となる。

❹ 悪性腫瘍における意義（stage別にみたCA15-3の陽性率）

カットオフ値を28.0 U/mLとした神野の報告では，原発性乳癌（$n=297$）stage 0，Ⅰ，Ⅱ，Ⅲ，Ⅳにおける陽性率はそれぞれ0，3，2，7，55％であったという[10]。

このほかにもCA15-3の陽性率に関しては文献により様々であるが，stageⅢで20％，stageⅣで40％，再発乳癌で54％程度の陽性率を示す例が多いようである。一方，stageⅠやⅡでの陽性率は1〜2％と報告する文献[11]もあり，早期に近い症例では総じてきわめて低い。よってCA15-3は，基本的には進行あるいは再発乳癌のマーカーと認識されている。ちなみに稲治ら[12]は，乳癌再発時にCA15-3の持続的な高値化が臨床的再発に先行するタイム・ラグを，2〜9カ月と述べている。また乳癌の放射線・化学療法の開始時は，一過性にCA15-3の上昇をみることがあり，組織崩壊に起因する可能性が推定される。

卵巣癌，子宮癌，甲状腺癌での上昇が比較的多く，頻度は高くはないが肺癌，膵癌，大腸癌などで上昇が報告されている[5]。

各種疾患における血清CA15-3値の概要については図2[13]を参照されたい。

❺ 偽陽性と偽陰性

まれながら，患者血中の抗体が動物の免疫グロブリンを認識する「異好抗体」という現象が知られ，CA15-3に限らずイムノアッセイでは偽陽性や偽陰性の原因となる。マウス，ウサギ，ヒツジ，ヤギ等を扱う患者がこ

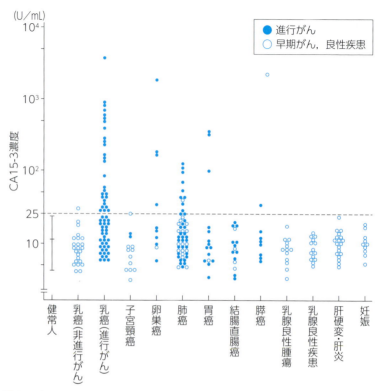

図2 ▶ 各種疾患のCA15-3の分布

〔桑原正喜,他:乳癌マーカー,CA15-3の基礎的・臨床的検討.臨検.1986;30(1):81-5.より医学書院の許諾を得て転載〕

れらに対して抗体を産生し,アッセイ系と干渉してしまう現象である。

◎

乳癌は他の悪性腫瘍に比べて経過が長く,晩期再発が少なくない。転移先臓器も多彩なため,画像診断ですべてをカバーするのは時間もコストもかかり,手軽なスクリーニング法が特に求められる疾患である。現在は,各種遺伝子や乳頭分泌物の検査が特に早期において利用されているが,CA15-3は,いったん高値を示した症例において治療効果や再発の判定に効果を発揮している。米国臨床腫瘍学会(American Society of Clinical

Oncology：ASCO）のガイドラインでは，CA15-3の定期的なアッセイを推奨していないようであるが，比較的安価に検査や受診ができる日本との制度上の差も影響しているのではないかと筆者は考える。臨床では，このようなCA15-3の特徴と限界をふまえた上での活用が期待される。

column　CA15-3の"CA"とは？

　糖鎖抗原：carbohydrate antigen，またはcancer antigenの略称。それに続く番号は糖鎖を検出するため作製された一連のモノクローナル抗体の通し番号である場合が多い。

　筆者もモノクローナル抗体の作製に携わっていたが，その当時，1回の作製で何十というクローンができ，どのような抗原を認識するクローンなのかを通し番号を振って1つずつ確認する作業が必要であった。腫瘍マーカーの抗原物質には，細胞の接着に関与する「糖鎖」が関与する場合が少なくない。糖鎖には蛋白質に付着し糖蛋白を構成するものと，脂質に付着し糖脂質を形成するものが知られ，CA15-3は前者に相当する。CA15-3は粘性の高い糖蛋白によく認められるムチン型糖鎖の一種で，開発初期はMUC1とも呼ばれていた。

【引用文献】

1) Hilkens J, et al：Monoclonal antibodies against human milk-fat globule membranes detecting differentiation antigens of the mammary gland and its tumors. Int J Cancer. 1984；34(2)：197-206.
2) Hilkens J, et al：MAM-6 antigen, a new serum marker for breast cancer monitoring. Cancer Res. 1986；46(5)：2582-7.
3) Kufe D, et al：Differential reactivity of a novel monoclonal antibody(DF3) with human malignant versus benign breast tumors. Hybridoma. 1984；3(3)：223-32.

4) 古木重和, 他:全自動化学発光酵素免疫測定システム「ルミパルスPresto Ⅱ」によるCA125ならびにCA15-3測定試薬の基礎的検討. 医と薬学. 2006;56(6):909-16.
5) 小堺加智夫, 他:CA15-3測定用ラジオアッセイキットの基礎的検討と臨床応用. 核医技. 1986;6(4):213-9.
6) 三浦雅一, 他:ユニセルDxI800による血中腫瘍マーカー測定試薬の評価. 医と薬学. 2009;61(1):105-13.
7) 櫻林郁之介, 他:乳癌関連糖蛋白抗原CA15-3に関する研究―(1)基礎的検討と基準値の設定―. 臨病理. 1986;34(1):53-8.
8) 齊藤光江:腫瘍マーカー検査. Med Technol. 2016;44(9):967-74.
9) 有吉 寛, 他:糖鎖抗原(CA19-9, CA125, CA15-3). 日臨. 1989;47(増刊号1):1160-4.
10) 神野浩光, 他:CA15-3. Medicina. 2005;42(12):534-5.
11) 池田 正, 他:CA15-3. 日臨. 1995;53(増刊号3):714-8.
12) 稲治英生, 他:腫瘍マーカー. 日臨. 2000;58(増刊号3):140-5.
13) 桑原正喜, 他:乳癌マーカー, CA15-3の基礎的・臨床的検討. 臨検. 1986;30(1):81-5.

▶3章 腫瘍マーカー

12 抗p53抗体

石黒厚至

❶ 性状

　p53遺伝子(国際的な正式名称はTP53遺伝子)がコードするp53蛋白は,転写調節因子として細胞周期の調節・DNA修復酵素の活性化・アポトーシス誘導などを介して,がん抑制機能を発揮する。そのためp53に変異が起こると,こうした機能が失われ,細胞のがん化をもたらすと考えられている。実際,p53変異が様々ながん種で高頻度に認められることから,p53は代表的ながん抑制遺伝子のひとつに数えられる。

　一般に正常な(野生型)p53蛋白は速やかに分解され微量しか存在しないが,変異遺伝子に由来する異常p53蛋白では半減期が延長するため細胞内に蓄積し,さらに熱ショック蛋白と結合して免疫原性を獲得する結果,生体の免疫応答が惹起され,いわば,がんに関連する反応として抗p53抗体が血清中に出現する。つまり,抗p53抗体の出現とp53遺伝子変異の間には高い相関(因果関係)があり,がんの存在を強く示唆するマーカーとなる。

❷ 測定,精度,基準値(カットオフ値)

　測定は酵素免疫測定法(EIA/CLEIA)による。バキュロウイルスへの遺伝子組み換え操作を用いて合成した(リコンビナント)p53蛋白を抗原として,IgGクラスの抗p53抗体を検出する。ちなみに,このp53蛋白は野生型に相当するが,抗p53抗体の認識する抗原エピトープ部位はp53遺伝子内でも変異の少ないN末端およびC末端領域にあると報告されて

いることから，正常p53蛋白によっても抗体は検出できるという。データ再現性は変動係数（CV）10％以内である。

試料には血清を用いる。抗p53抗体は非常に安定であり，−80℃，0℃，4℃，25℃，37℃のいずれの保存条件下でも1週間にわたり抗体価に変化を認めない。7日以内に測定しない場合は−20℃以下に凍結保存することが推奨される。

カットオフ値　1.30 U/mL。健常者における抗体価の95％がこの範囲に含まれる上限値として設定されたものである。

❸ 生理的変動ならびに良性疾患での成績

年齢・性別の影響は受けず，日内変動もない。基本的にがん化が誘導される変異遺伝子由来蛋白に対するIgG抗体を標的とする検査であるため，良性疾患での陽性頻度が低いことは容易に想定される。各種良性疾患計189例を対象にした検証によれば，陽性率は7％であった。抗p53抗体は，がん特異性の比較的高いマーカーと言うことができる。当初供給された検査試薬では，抗原となるp53蛋白よりも低分子の夾雑成分の混入に起因する非特異反応が若干認められたとされるが，既に抗原精製工程の改良が図られ，現在，そうした懸念はない。

❹ 悪性腫瘍における意義

各種がん患者における抗p53抗体の陽性率は15〜30％であり，他の腫瘍マーカーに比べて決して優位とは言えないが，ステージ早期でも同等の陽性率を示すのが特徴的である。従来の腫瘍マーカーの多くは，がん細胞の産生する物質を標的としているため，相対的に産生量の少ない早期がんの場合，膨大な血漿プールで希釈されてしまい，検出できない。結果として早期がんにおける陽性率は低くなる。対して抗p53抗体は，がん特異

的な異常蛋白発現に反応して出現するIgG抗体をとらえるので，がんのステージを問わない。特に，既存の腫瘍マーカーに比べて早期症例における陽性率の高い食道癌，大腸癌，乳癌につき保険適用が認められている。それらの早期診断・予後の予測・術後のモニタリングなどに有用である。

抗p53抗体陽性例は予後不良の傾向にあり，とりわけ抗体価10 U/mLを超える著高例の場合，再発死亡の可能性が高いとの報告もみられる。また，リンパ節転移の頻度や抗がん剤抵抗性とも関連すると考えられている。

▷ 3章 腫瘍マーカー

13 可溶性インターロイキン2受容体

松林秀弥／松下弘道

❶ 性状

　インターロイキン2受容体(interleukin-2 receptor：IL-2R)は，抗原刺激により活性化されたTおよびB細胞表面に発現する糖蛋白で，細胞増殖因子であるインターロイキン2と特異的に結合する。活性化されたIL-2Rはα鎖(CD25, 55 kDa)，β鎖(CD122, 75 kDa)，γ鎖(CD132, 64 kDa)の3つのサブユニットで構成されている[1]。

　可溶性IL-2R(soluble IL-2R, sIL-2R)は，IL-2Rα鎖の細胞外領域が血中に遊離したもので，Tリンパ球および腫瘍本体に由来する[2,3](図1)。その生成は，酵素による切断のほか，alternative splicingやexosomeとしての分泌などが考えられるが，十分に明らかにされていない[4]。1つの機序として，腫瘍に浸潤したマクロファージが産生するmatrix metalloproteinase 9 (MMP9) が反応性Tリンパ球や腫瘍細胞の表面に発現するα鎖を切り出すという報告がある[4,5]。

❷ 測定，精度，基準値 (カットオフ値)

(1) 測定原理

　測定は，酵素結合免疫吸着法(ELISA法)[6~8]，あるいは化学発光酵素免疫法(CLEIA法)によって行われる[9~11]。ELISA法に用いられる検体は血清で，必要な検体量は25～30 μLと少ないが，測定時間は約2時間である。一方，CLEIA法では血清のほか，血漿での測定が可能な試薬がある。ELISA法に比べ測定に必要な検体量が多いものの，測定時間は16～30分

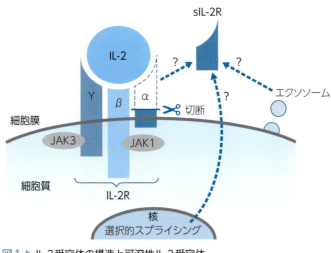

図1 ▶ IL-2受容体の構造と可溶性IL-2受容体

IL-2R：IL-2受容体，sIL-2R：可溶性IL-2受容体
可溶性IL-2受容体は，Tリンパ球あるいは腫瘍細胞の表面に発現したIL-2受容体α鎖（CD25）の細胞外領域が血中に遊離したものである

で測定範囲が広い[9]。ただしELISA法，CLEIA法いずれも専用の測定装置が必要である。

最近，汎用自動分析装置への搭載を可能とした試薬が開発され，各施設での導入が容易となった[12]。この試薬ではラテックス免疫比濁法を測定原理としている。

(2) 検体保存安定性，凍結融解の影響

一般に，冷蔵保存で2～4週間，冷凍保存（－20℃）では4週間安定である[7, 8, 10]。3～5回までの凍結融解では，測定結果に影響が認められない[6〜8]。室温保存については約1週間安定で，採血後48時間全血放置でも測定値に影響は認められないという報告がある[7, 8]。

(3) 基準範囲

sIL-2Rの基準範囲は測定原理や試薬によって異なり様々であるが，上限はおおよそ500〜530 U/mLである[6〜8]。女性でやや低いという報告があるが[10]，通常，基準範囲は男女別には設定されていない。腎機能障害を合併する場合には，尿中への排泄が低下するために高値傾向を呈する[13, 14]。

異なる試薬で測定した場合，その回帰式の傾きは0.504〜1.034とバリエーションに富んでおり[6〜10]，また測定値に乖離が認められることがあるため[7, 9]，異なる施設で測定された検査結果を比較する場合には注意が必要である。

❸ 臨床上の意義

血中sIL-2R値測定の保険適用の算定は，非ホジキンリンパ腫および成人T細胞白血病のみであるが，実際には自己免疫性疾患や感染症などの炎症性疾患や腫瘍など，様々な疾患・病態で上昇が認められる（表1）。特異性は必ずしも高くない。また，症例ごとで測定値のばらつきは大きく，感度も高くない。

非腫瘍性疾患で上昇が認められる場合，一般的に軽度である。ただし炎症が非常に強い場合には高値をとることがある。

非造血器腫瘍でも軽度上昇にとどまることが多い。肺癌および消化器癌などでは他のがんよりやや高値となるが，著明に上昇することは少ない[15, 16]。肺癌における検討では，sIL-2R値が組織型や病期と相関しないという報告がある[17]。腫瘍由来というより免疫反応に起因してsIL-2R値が上昇すると考えられている。

造血器腫瘍では一般に上昇する。2,000 U/mLを超えるような著明な高値が認められる場合，造血器腫瘍でも特にB細胞性リンパ腫や成人T細胞白血病などの悪性リンパ腫，急性白血病，芽球転化した慢性骨髄性白血病であることが多い[15, 18]。しかしすべての症例で上昇しているわけでは

表1 ▶ sIL-2R値が異常値を示す主な疾患

高値を示す疾患
腫瘍性疾患
〈造血器腫瘍〉 　非ホジキンリンパ腫，成人T細胞白血病，慢性リンパ性白血病，急性白血病，慢性骨髄性白血病（芽球転化時），ホジキンリンパ腫　など
〈非造血器腫瘍〉 　肺癌，消化器癌，乳癌，婦人科癌，悪性黒色腫　など
非腫瘍性疾患
〈感染症〉 　結核，伝染性単核症などの各種ウイルス性疾患，肝炎，敗血症　など
〈その他の疾患〉 　血球貪食症候群，間質性肺炎，自己免疫性疾患，成人still病，アレルギー性疾患，サルコイドーシス，臓器移植後，慢性腎不全　など
低値を示す疾患
低値の場合，病的意義はない

ない。骨髄増殖性腫瘍や多発性骨髄腫では軽度上昇にとどまる[15, 16]。骨髄異形成症候群では，高リスク群で軽度の上昇が認められる[19]。

悪性リンパ腫のうち，びまん性大細胞型B細胞リンパ腫では国際予後指標（international prognostic index：IPI）に[20, 21]，濾胞性リンパ腫では病期に[22]，成人T細胞白血病では病型に[23]，ホジキンリンパ腫では症状に[24]，NK細胞リンパ腫では病期に[25]，それぞれ関連することが報告されており，sIL-2R値が腫瘍量や腫瘍の増殖性を反映すると考えられている。病期との相関はLD値より鋭敏である[11, 22]。また，びまん性大細胞型B細胞リンパ腫や濾胞性リンパ腫，成人T細胞白血病，NK細胞リンパ腫ではsIL-2R高値が予後不良と関連することが報告されている[20~23, 25~27]。

急性白血病では，sIL-2R値とIL-2Rα鎖である白血病細胞表面CD25の発現の間に相関が認められる[28, 29]。特に急性リンパ性白血病では，急性骨髄性白血病に比べsIL-2R値の上昇が高頻度であり，高値を呈する[18, 28]。

一方で，急性リンパ性白血病ではsIL-2Rが高値にもかかわらず，細胞表面CD25が陰性であることがある[28]。予後との関連については，急性骨髄性白血病においてsIL-2R高値の場合に不良であるとする報告がある[18]。

このほかにsIL-2R著明高値を呈する疾患として，血球貪食症候群/血球貪食リンパ組織球症 (hemophagocytic syndrome/hemophagocytic lymphohistiocytosis：HPS/HLH) がある。国際的な診断ガイドラインHLH-2004や，それをもとにして作成されたEBウイルス関連血球貪食性リンパ組織球症 (EBV-HLH) 診断基準 (厚生労働省研究班，2015年) の中で，診断基準項目のひとつとして血中sIL-2R値：2,400 U/mL以上が用いられている[30,31]。最近では，血中sIL-2R値が10,000 U/mLを超える場合には予後不良であるということが報告されている[32]。

❹ 検査の使い方

血中sIL-2R値は，個別症例においては原病の病勢に応じて変動する。そのため，持続的な上昇や，感染症などの明らかな原因のない上昇では原病の再発や増悪を鑑別する必要がある。血液像や骨髄像，画像検査所見などの検査結果と他の臨床情報を組み合わせて総合的に判断することが求められる。

【引用文献】

1) Liao W, et al：Interleukin-2 at the crossroads of effector responses, tolerance, and immunotherapy. Immunity. 2013；38(1)：13-25.
2) Lindqvist CA, et al：T regulatory cells control T-cell proliferation partly by the release of soluble CD25 in patients with B-cell malignancies. Immunology. 2010；131(3)：371-6.
3) Wasik MA, et al：Constitutive secretion of soluble interleukin-2 receptor by human T cell lymphoma xenografted into SCID mice. Correlation of tumor volume with concentration of tumor-derived soluble interleukin-2 receptor in body fluids of the host mice. Am J Pathol. 1994；144(5)：1089-97.

4) Levine SJ : Molecular mechanisms of soluble cytokine receptor generation. J Biol Chem. 2008 ; 283(21) : 14177-81.
5) Sakai A, et al : The role of tumor-associated macrophages on serum soluble IL-2R levels in B-cell lymphomas. J Clin Exp Hematop. 2014 ; 54(1) : 49-57.
6) 宮永雅代, 他：セルフリーN IL-2R測定キットによる可溶性インターロイキン2受容体測定の基礎的検討. 医と薬学. 2010 ; 63(6) : 905-12.
7) 飯沼克弘, 他：可溶性インターロイキン2受容体測定試薬「IL-2Rテスト・BML」の基礎的検討. 医学検査. 2010 ; 59(2) : 141-5.
8) 岩永美奈子, 他：セルフリーIL-2Rメデックス測定改良試薬による可溶性インターロイキン2受容体測定の基礎的検討. 医と薬学. 2006 ; 55(6) : 927-34.
9) 近藤 崇, 他：血中可溶性インターロイキン2受容体測定試薬『ステイシアCLEIA IL－2R』の基礎的検討. 医学検査. 2017 ; 66(3) : 266-72.
10) 伏見美津恵, 他：新しく開発された可溶性インターロイキン受容体(soluble Interleukin-2 receptors : sIL-2R). 医と薬学. 2016 ; 73(7) : 875-83.
11) 渡邉奈緒美, 他：イムライト2000XPiを用いた可溶性インターロイキン2受容体値の臨床的有用性. 臨病理. 2012 ; 60(5) : 422-8.
12) 三好雅士, 他：新規sIL-2R測定試薬「ナノピアIL-2R」の性能評価. 生物試料分析. 2017 ; 40(5) : 285-9.
13) 頼岡徳在, 他：慢性血液透析患者における血中可溶性インターロイキン2レセプター. 日透析療会誌. 1990 ; 23(3) : 319-22.
14) Nässberger L, et al : Serum levels of the soluble interleukin-2 receptor are dependent on the kidney function. Am J Nephrol. 1992 ; 12(6) : 401-5.
15) Nakase K, et al : Elevated levels of soluble interleukin-2 receptor in serum of patients with hematological or non-hematological malignancies. Cancer Detect Prev. 2005 ; 29(3) : 256-9.
16) Delforge A, et al : Measurement of Soluble Interleukin 2 Receptor in Sera of Adult Patients with Hematological or Solid Malignancies. Leuk Lymphoma. 1991 ; 3(5-6) : 385-93.
17) Marino P, et al : Increased levels of soluble interleukin-2 receptors in serum of patients with lung cancer. Br J Cancer. 1990 ; 61(3) : 434-5.
18) Nakase K, et al : High serum levels of soluble interleukin-2 receptor in acute myeloid leukemia : correlation with poor prognosis and CD4 expression on blast cells. Cancer Epidemiol. 2012 ; 36(5) : e306-9.
19) Ogata K, et al : Plasma soluble interleukin-2 receptor level in patients with primary myelodysplastic syndromes : a relationship with disease subtype and clinical outcome. Br J Haematol. 1996 ; 93(1) : 45-52.
20) Goto H, et al : Serum-soluble interleukin-2 receptor(sIL-2R)level determines

clinical outcome in patients with aggressive non-Hodgkin's lymphoma:in combination with the International Prognostic Index. J Cancer Res Clin Oncol. 2005;131(2):73-9.
21) Morito T, et al:Serum soluble interleukin-2 receptor level and immunophenotype are prognostic factors for patients with diffuse large B-cell lymphoma. Cancer Sci. 2009;100(7):1255-60.
22) Yoshizato T, et al:Clinical significance of serum-soluble interleukin-2 receptor in patients with follicular lymphoma. Clin Lymphoma Myeloma Leuk. 2013;13(4):410-6.
23) Kamihira S, et al:Significance of soluble interleukin-2 receptor levels for evaluation of the progression of adult T-cell leukemia. Cancer. 1994;73(11):2753-8.
24) Pizzolo G, et al:Soluble interleukin-2 receptors in the serum of patients with Hodgkin's disease. Br J Cancer. 1987;55(4):427-8.
25) Yamaguchi M, et al:Treatments and Outcomes of Patients With Extranodal Natural Killer/T-Cell Lymphoma Diagnosed Between 2000 and 2013:A Cooperative Study in Japan. J Clin Oncol. 2017;35(1):32-9.
26) Yang ZZ, et al:Soluble IL-2Rα facilitates IL-2-mediated immune responses and predicts reduced survival in follicular B-cell non-Hodgkin lymphoma. Blood. 2011;118(10):2809-20.
27) Katsuya H, et al:Prognostic index for acute-and lymphoma-type adult T-cell leukemia/lymphoma. J Clin Oncol. 2012;30(14):1635-40.
28) Moon Y, et al:Plasma soluble interleukin-2 receptor(sIL-2R)levels in patients with acute leukemia. Ann Clin Lab Sci. 2004;34(4):410-5.
29) Nakase K, et al:Clinical importance of interleukin-2 receptor alpha-chain expression in acute leukemia.The Japan Cooperative Group of Leukemia/Lymphoma. Cancer Detect Prev. 1997;21(3):273-9.
30) Henter JI, et al:HLH-2004:Diagnostic and therapeutic guidelines for hemophagocytic lymphohistiocytosis. Pediatr Blood Cancer. 2007;48(2):124-31.
31) 日本小児感染症学会, 監:慢性活動性EBウイルス感染症とその類縁疾患の診療ガイドライン2016. 診断と治療社, 2016, p11-2.
32) Lin M, et al:Clinical utility of soluble interleukin-2 receptor in hemophagocytic syndromes:a systematic scoping review. Ann Hematol. 2017;96(8):1241-51.

▷3章　腫瘍マーカー

14　1CTPほか骨代謝マーカー

三浦雅一／佐藤友紀

1CTP

❶ 性状

　Ⅰ型コラーゲンは骨や皮膚などの構成蛋白で，特に骨においては基質の90％以上を占める。Ⅰ型コラーゲンは図1[1]に示すように翻訳後プロリン，リジン基が修飾されてヒドロキシプロリン，ガラクトシルヒドロキシプロリン基となり，トリプルヘリックスを形成後（Ⅰ型プロコラーゲン），蛋白

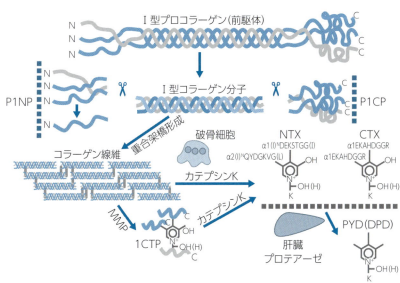

図1 ▶ Ⅰ型コラーゲンの合成と分解　　　　　　　　　　（文献1をもとに作成）

分解酵素(プロテアーゼ)によりⅠ型プロコラーゲン-N-テロペプチド(P1NP), Ⅰ型プロコラーゲン-C-テロペプチド(P1CP)が切断されて成熟コラーゲン分子が形成される。Ⅰ型コラーゲンはα鎖3分子が, らせん状の3本鎖ドメインを形成し, そのN末端およびC末端のテロペプチドがPYD (pyridinoline)またはDPD (deoxypyridinoline)で架橋されてコラーゲン線維の構造を形成している。骨吸収(破骨細胞からのカテプシンKなどのプロテアーゼの作用)によってⅠ型コラーゲンが分解されると, テロペプチド部分は架橋されたまま断片として血中に遊離し, N末端部分はⅠ型コラーゲン架橋N-テロペプチド(NTX), C末端部分を含むピリジノリン架橋を含む比較的大きなペプチド(分子量: 12,000～20,000程度)はⅠ型コラーゲン-C-テロペプチド(1CTP), ピリジノリン架橋とテロペプチドの15番目のグルタミン酸から22番目のアルギニンまでのペプチド(EKAHDGGR)のC末端部分は, Ⅰ型コラーゲン架橋C-テロペプチド(CTX)として知られている。さらに, テロペプチドは肝臓内のプロテアーゼの作用により遊離架橋物質であるPYDまたはDYDに分解される。

　NTXやCTXは, 骨代謝に関与する破骨細胞由来のカテプシンKの作用にコラーゲン分子末端部が切断されて生じるが, カテプシンKを介した破骨細胞性骨吸収では1CTP分子中にカテプシンKの作用部位が存在し, より小さな断片に消化される。1CTPは, むしろ炎症性疾患などで発現亢進するマトリックスメタロプロテアーゼ(matrix metalloproteinase: MMP)による限定的な分解が主な生成経路とされている。

　これらの架橋分子は, 現時点での骨代謝状態を鋭敏に反映する骨代謝マーカーとして知られており, その血中または尿中濃度は骨吸収量を反映する指標として, 代謝性骨疾患などの診断補助ならびに治療経過観察時の補助的指標として幅広く実臨床で活用されている[2]。その中でも特に, 1CTPは悪性腫瘍による骨転移診断の腫瘍マーカーとしても実臨床で汎用されている[3]。

❷ 測定，精度，基準値（カットオフ値）

　1CTPは，競合阻害反応によるRIA2抗体法により測定を行う。血中に存在する1CTPは，分子量的にも免疫学的には単一の物質であり，腎臓で代謝されるが尿中では検出されない。試料は主に血清が用いられており，4℃保存では2週間程度安定で，凍結保存では長期間安定である。キット添付文書〔ピリジノリン1CTP：製造販売/富士レビオ，製造元/オリオン（フィンランド）〕では，同時再現性試験における変動係数（CV）は15％以下，正確性試験は既知濃度の±20％の範囲となっている。また，測定可能範囲は，0.25～50 ng/mLである。健常人における参考基準値は，20～70歳代までにおける成人健常人（男性：114例，女性：86例）での検討では，平均値±標準偏差で2.7±1.1 ng/mLであった。

カットオフ値 ▶ 1CTP：4.5 ng/mL。

❸ 生理的変動ならびに良性疾患での成績

　他の骨代謝マーカーと同様に成長期には高値を示し，思春期には成人でも4～5倍程度まで上昇する。また，腎機能が正常の2/3以下になれば血中レベルは上昇する。1CTPの抗原性はカテプシンKの処理により失われるが，一般にMMPには影響されない。

　一方，自然閉経後や卵巣摘出術後の変化率は比較的小さく，ホルモン補充療法やビスホスホネート治療に対する反応も小さい。さらに，骨Paget病においてもあまり上昇しない。

　良性疾患として，1CTPは骨転移以外に表1の疾患でも増加する場合があるので注意を要する。

　このように，1CTPは骨吸収亢進の原因となる病態によって増加の程度が異なり，測定結果の解釈については注意を要する。また，骨組織以外でのコラーゲン代謝でも影響を受けることが考えられ，肝硬変や強皮症で高

表1 ▶ 1CTPの増加がみられる良性疾患例

1. 悪性腫瘍による高カルシウム血症
2. 成人T細胞白血病（ATL）
3. 多発性骨髄腫
4. 骨折または骨を切断して手術を行った場合
5. 腎機能が低下している場合（糸球体濾過率：GFR50mL/min/1.73m^{2}以下），または化学療法剤投与により一過性に腎機能が低下している場合
6. 各種の代謝性骨疾患
7. その他：甲状腺機能亢進症，副甲状腺機能亢進症，肝疾患，慢性関節リウマチ

値を示す．肝硬変では，骨代謝よりも肝機能や肝の線維化とよく相関する．

❹ 悪性腫瘍における意義

　1CTPは，悪性腫瘍の骨転移の骨破壊性疾患において異常高値を示し，骨形態計測での骨吸収指標とよく相関する．特に悪性腫瘍における骨転移の診断補助や治療経過観察に有用とされ，保険適用では乳癌，肺癌，前立腺癌で検査が認められている．骨転移の診断は，骨シンチグラフィーをはじめとする画像診断で行われるが，骨代謝マーカー測定により骨転移の有無をモニターし，骨シンチグラフィーの実施回数を減らすことで，検査の簡略化や検査費用の軽減が可能となる．

　一方，最近の報告によれば，乳癌や前立腺癌の剖検例での骨転移率は75％と高く，また，どのがん種でも骨転移を生じる可能性がある．診療ガイドライン上では，肺癌，乳癌，前立腺癌における薬物治療としては，抗RANKLモノクローナル抗体薬（デノスマブ）およびビスホスホネート薬（ゾレドロネート）が，エビデンスの強さ「A」で，「強く推奨」とされており，1CTPを含めた骨代謝マーカーが治療効果を評価するのに欠かせない検査となっている．

　乳癌や肺癌では，骨転移による骨の破壊・吸収に伴い，1CTPが上昇する．1CTPは，閉経後のエストロゲン低下による影響が少なくないため，骨転移診断のマーカーとして利用しやすい．前立腺癌の骨転移はX線写真

上では造骨性転移が主体であるが、骨の代謝回転は骨形成とともに骨吸収も亢進しており、1CTP上昇がみられる。また、前立腺癌ではホルモン補充療法がしばしば用いられるが、この影響のみでも骨代謝回転の亢進がみられる。1CTPは、ホルモン補充療法による影響を受けず、1CTPにより骨転移状態を把握しやすい。

骨転移に対しては、化学療法、ホルモン補充療法、放射線治療法が実施されるが、治療が奏効したにもかかわらず、治療開始後2〜3カ月の時期に一過性に骨シンチグラフィーでの集積が増加することがあり、治療効果の結果判定に困難をきたしており、このような場合でも1CTPが有用である。

デオキシピリジノリン (DPD)

DPDは、骨基質の有機成分の約90％を占めるⅠ型コラーゲンの分子間において架橋を形成し、コラーゲン線維の安定性に寄与している架橋物質である。DPDは、骨基質内で成熟したコラーゲンのリジン残基に対する特異的な酵素の作用により形成され、単独あるいは成熟前のコラーゲンでは生成されない。骨破壊時のコラーゲンの分解に伴い骨外へ放出されるが、体内では代謝を受けず尿中に排泄され、また食事に含まれていても消化管からは吸収されない。がんの骨転移診断（骨転移の有無の診断）、および特に肺癌における骨転移早期診断、治療経過観察に有用である。

基準値は、男性2.1〜5.4 nmol/mmol・Cr、女性2.8〜7.6 nmol/mmol・Crとなっている。

カットオフ値 ▶ 特に設定されていない。

Ⅰ型コラーゲン架橋N-テロペプチド (NTX)

NTXには、尿中Ⅰ型コラーゲン架橋N-テロペプチド（uNTX）、または血中Ⅰ型コラーゲン架橋N-テロペプチド（sNTX）の測定がそれぞれあ

り，悪性腫瘍の骨転移の指標および骨転移病巣の進行度の指標として使用されている。特に，骨転移症例の薬物治療においてNTXは，デノスマブやゾレドロネートの薬物治療では，1CTPよりも早期に骨代謝回転を反映するとの報告もある[4, 5)]。

uNTXの基準値は9.3～54.3 nmol BCE*/mmol・Cr，sNTXは男性（40～59歳）9.5～17.7（平均13.0）nmol BCE/L，女性（閉経前40～44歳）7.5～16.5（平均11.1）nmol BCE/L，女性（閉経後45～79歳）10.7～24.0（平均16.1）nmol BCE/Lである（30～44歳，女性：平均±1.96SD）。

＊：bone collagen equivalent

カットオフ値 特に設定されていない。

酒石酸抵抗性酸性ホスファターゼ-5b（TRACP-5b）

酒石酸抵抗性酸性ホスファターゼ（TRACP）は，酸性pHでリン酸エステルを加水分解する酵素であり，生体中に複数のアイソザイムが存在する。その中で，血中のTRACP-5bはその多くが破骨細胞由来とされ，血液検体で測定可能で生理的変動の少ない骨吸収マーカーとして知られている。骨転移（代謝性骨疾患や骨折の併発がない肺癌，乳癌，前立腺癌）の診断における補助的指標に有用とされている。

基準値は，男性（25～82歳）170～590 mU/dL，女性（30～44歳）120～420 mU/dLである。

基準値上限をカットオフ値とした場合に有病正診率/無病正診率は乳癌で78.6%/52.8%，前立腺癌で50.0%/96.2%，肺癌で52.9%/70.8%をそれぞれ示し，骨転移の診断における補助的指標として有用性が認められている。

カットオフ値 特に設定されていない。

【引用文献】

1) 三浦雅一, 他：骨粗鬆症の薬物治療における骨代謝マーカー測定の意義. YAKUGAKU ZASSHI. 2019；139(1)：27-33.
2) 日本骨粗鬆症学会骨代謝マーカー検討委員会, 編：骨粗鬆症診療における骨代謝マーカーの適正使用ガイド 2018年版. ライフサイエンス出版, 2018.
3) 三浦雅一：Ⅰ型コラーゲン架橋テロペプチド(NTx, CTx, ICTP). 腎と骨代謝. 2002；15(3)：271-80.
4) Tamiya M, et al：Clinical significance of the serum crosslinked N-telopeptide of type I collagen as a prognostic marker for non-small-cell lung cancer. Clin Lung Cancer. 2013；14(1)：50-4.
5) Tamiya M, et al：Evaluation of Bone Metastasis Using Serial Measurements of Serum N-Telopeptides of Type I Collagen in Patients with Lung Cancer：A Prospective Study. Anticancer Res. 2015；35(7)：3987-93.

4章 各腫瘍での臨床検査の使い方

▷4章　各腫瘍での臨床検査の使い方

1 肝癌（AFP，AFP-L3分画，PIVKA-Ⅱ）

宮西浩嗣／加藤淳二

概説

　肝癌は，わが国におけるがん死亡原因の第5位であり，年間約28,000人を超える死亡数が推計されている。サーベイランス，診断および治療効果判定には画像検査ならびに腫瘍マーカー測定が使用され，肝癌の腫瘍マーカーとしては，わが国ではAFP，AFP-L3分画とPIVKA-Ⅱの3種が保険適用となっている。肝癌の大半はウイルス性肝硬変，肝炎を発生母地とし，日常臨床では主に高危険群における早期診断や再発診断のために定期的に測定が行われている。これらによる診断精度の報告はこれまで多くなされてきているが，カットオフ値，対象者の背景肝疾患，画像診断能や，発がん時の進行程度の差異により，必ずしも評価は一定ではない。腫瘍マーカーのみによる診断には限界があり，現在，確定診断においては画像検査が主体となり，補助的に複数の腫瘍マーカー測定が用いられている。サーベイランスにおいては，「肝癌診療ガイドライン2017年版」[1]に示されたように，肝発癌危険因子の保有状況に応じた腫瘍マーカー測定の意義が標準化しつつある。また，危険群に属さない非アルコール性肝疾患患者などにおけるサーベイランス手段については，今後検討を要するものと考えられる。

AFPの使い方

　AFPは胎児期に肝臓や卵黄嚢で生理的に産生される蛋白で，妊娠中にも測定値が上昇する。成人では肝癌で再び産生されることがあり，肝癌の腫瘍マーカーとして古くより用いられている。肝炎における肝細胞壊死

や，それに伴う再生の際にも産生されることから，特異度は高くないとされ，5 cm以下の肝癌におけるシステマティックレビューで，AFPのカットオフ値20 ng/mLの場合，感度は49〜71%，特異度は49〜86%と報告されている[2]。AFP測定値が低値であっても，経時的変化を観察中に，単調増加あるいは1年以内に最低値の2倍以上程度の増加を認めた際に，画像検査で肝癌が発見されることはしばしば経験する。またAFP産生肝癌の治療効果判定，特に局所，塞栓，動注療法後の経過観察にはきわめて有用であり，症例によっては保険適用がなされる範囲で頻回に測定を行う場合もある。なお近年，核酸アナログとdirect acting antiviralsの登場により肝炎沈静化症例が増加し，AFPの肝癌診断特異度が改善する可能性が示唆されている。

AFP-L3分画の使い方

肝癌が産生するAFPでは，2分岐複合型糖鎖の還元末端側N-アセチルグルコサミンにα1-6フコースが結合したものが増加していることが明らかとなっており，AFP-L3分画とは，これをレンズマメレクチンとの親和性の違いにより検出し，親和性の高い分画の割合を示したものである。5 cm以下の肝癌におけるシステマティックレビューで，AFP-L3分画のカットオフ値15%の場合，感度は21〜49%，特異度は94〜100%で，感度は低いが特異度が高いとされる。AFP高値肝癌症例の数十%にAFP-L3分画陰性例が存在する点で，単独でのスクリーニングには難があるが，陽性例では生物学的悪性度が高いとの報告が多く，存在診断後の治療選択においての参考所見となる。重症型急性肝炎でも上昇することがあり，また他の腫瘍マーカーに比べ，測定値判明までに時間を要する。

PIVKA-Ⅱの使い方

　ビタミンK欠乏状態では，プロトロンビンのN末端領域のグルタミン酸残基がカルボキシル化されず，凝固活性を持たないプロトロンビンとして血中に出現する。肝癌でも産生増加することが明らかとなっており，腫瘍マーカーPIVKA-Ⅱとして保険収載されている。5 cm以下の肝癌のシステマティックレビューで，PIVKA-Ⅱのカットオフ値40 mAU/mLの場合，感度は15～54％，特異度は95～99％と報告されており，AFP-L3分画と同様に特異度が高い。またAFPと相関がなく相補的である。アルコール摂取，ビタミンK吸収障害（長期黄疸など），ビタミンK不足やビタミンKサイクル阻害（N-methyltetrazolethiol基を有するセフェム系抗菌薬やワルファリン等）により測定値が上昇することに留意が必要である。PIVKA-Ⅱの上昇は脈管浸潤例，低分化型肝癌や肝内転移例などの進行例に認められるとの報告が散見される。この知見もまた，治療選択を補助するものと考えられる。AFPと同様にPIVKA-Ⅱ産生肝癌の治療効果判定にはきわめて有用であり，症例によっては保険適用がなされる範囲で頻回に測定を行う場合もある。

「肝癌診療ガイドライン2017年版」[1]におけるAFP，AFP-L3分画，PIVKA-Ⅱの位置づけ

　日本肝臓学会より「肝癌診療ガイドライン2017年版」[1]が公表され，その中の第1章「診断およびサーベイランス」，ならびに第9章「治療後のサーベイランス・再発予防・再発治療」の項においてAFP，AFP-L3分画，PIVKA-Ⅱ測定の意義が言及されている。診断精度はカットオフ値の設定により異なり，一時点，一腫瘍マーカー測定値単独での肝癌診断には限界があるものの，サーベイランスの一手段として定期的な複数項目の測定が推奨されている。

4章-1 肝癌（AFP，AFP-L3分画，PIVKA-Ⅱ）

　表1に各腫瘍マーカーの診断能をまとめた。推奨サーベイランスの実際は，まず超高危険群をB型肝硬変とC型肝硬変，危険群をB型慢性肝炎，C型慢性肝炎，肝硬変のいずれかと設定し，他の肝発癌危険因子（男性，高齢，アルコール摂取，喫煙，肥満，脂肪肝，糖尿病など）を勘案し，検査間隔を検討するというものである。超高危険群では3～4カ月ごと，高危険群では6カ月ごとの超音波検査によりスクリーニングを行い，同じ間隔で腫瘍マーカー測定を行う。AFPの持続的上昇あるいは，200 ng/mL以上の上昇，PIVKA-Ⅱの40 mAU/mL以上の上昇，AFP-L3分画の15％以上の上昇を認めた場合，超音波検査で肝癌描出がなくともdynamic CT/MRI撮影を検討する。治療後のサーベイランスも同様に行う。ガイドライン制定は費用対効果についても十分勘案されている点を考慮し，症例によっては腫瘍マーカー測定頻度を高める検討をする必要があるものと考えられる。

表1 ▶ AFP，AFP-L3分画，PIVKA-Ⅱの感度と特異度

	カットオフ値	対象（試験デザイン）	感度（%）	特異度（%）	文献
AFP	20 ng/mL	5 cm以下（システマティックレビュー）	49～71	49～86	2)
	200 ng/mL	5 cm以下（システマティックレビュー）	8～32	76～100	2)
	20 ng/mL	C型肝炎（システマティックレビュー）	41～65	80～94	3)
	20 ng/mL	慢性肝炎・肝硬変（コホート）	61.2	78.3	4)
	20 ng/mL	3 cm未満（ケースコントロール）	55	94	5)
	100 ng/mL	3 cm未満（ケースコントロール）	23	99	5)
	200 ng/mL	3 cm未満（ケースコントロール）	14	100	5)
	20 ng/mL	C型肝硬変（コホート）	61	71.1	6)
	20 ng/mL	B型肝炎（ケースコントロール）	57.5	88.0	7)
	20 ng/mL	（ケースコントロール）	41.4	90.4	8)
	200 ng/mL	（ケースコントロール）	12.0	99.0	8)
AFP-L3分画	10%	5 cm以下（システマティックレビュー）	22～33	93～99	2)
	15%	5 cm以下（システマティックレビュー）	21～49	94～100	2)
	10%	C型肝硬変（コホート）	36.5	91.6	6)
	7%	（ケースコントロール）	39.4	77.0	8)
	10%	（ケースコントロール）	16.3	96	8)
	15%	（ケースコントロール）	11.5	100	8)
PIVKA-Ⅱ	40 mAU/mL	5 cm以下（システマティックレビュー）	15～54	95～99	2)
	100 mAU/mL	5 cm以下（システマティックレビュー）	7～56	72～100	2)
	60 mAU/mL	慢性肝炎・肝硬変（コホート）	41.4	90.9	3)
	40 mAU/mL	3 cm未満（ケースコントロール）	41	97	5)
	100 mAU/mL	3 cm未満（ケースコントロール）	21	100	5)
	7.5 mAU/mL	C型肝硬変（コホート）	39.2	89.6	6)
	40 mAU/mL	B型肝炎（ケースコントロール）	51.9	97.0	7)
	40 mAU/mL	（ケースコントロール）	34.6	94.0	8)

（文献1をもとに作成）

【引用文献】
1) 日本肝臓学会，編：肝癌診療ガイドライン2017年版．金原出版，2017，p30-40，p220-2．
2) Tateishi R, et al：Diagnostic accuracy of tumor markers for hepatocellular carcinoma：a systematic review. Hepatol Int. 2008；2(1)：17-30.
3) Gupta S, et al：Test characteristics of alpha-fetoprotein for detecting hepatocellular carcinoma in patients with hepatitis C. A systematic review and critical analysis. Ann Intern Med. 2003；139(1)：46-50.
4) Ishii M, et al：Simultaneous measurements of serum alpha-fetoprotein and protein induced by vitamin K absence for detecting hepatocellular carcinoma. South Tohoku District Study Group. Am J Gastroenterol. 2000；95(4)：1036-40.
5) Nakamura S, et al：Sensitivity and specificity of des-gamma-carboxy prothrombin for diagnosis of patients with hepatocellular carcinomas varies according to tumor size. Am J Gasgroenterol. 2006；101(9)：2038-43.
6) Sterling RK, et al：Utility of Lens culinaris agglutinin-reactive fraction of alpha-fetoprotein and des-gamma-carboxy prothrombin, alone or in combination, as biomarkers for hepatocellular carcinoma. Clin Gastroenterol Hepatol. 2009；7(1)：104-13.
7) Yoon YJ, et al：Role of serum prothrombin induced by vitamin K absence or antagonist-II in the early detection of hepatocellular carcinoma in patients with chronic hepatitis B virus infection. Scand J Gastroenterol. 2009；44(7)：861-6.
8) Kumada T, et al：High-sensitivity Lens culinaris agglutinin-reactive alpha-fetoprotein assay predicts early detection of hepatocellular carcinoma. J Gastroenterol. 2014；49(3)：555-63.

▷4章 各腫瘍での臨床検査の使い方

2 消化管癌

堀江久永

食道癌

❶ 概説

　食道に発生した上皮性悪性腫瘍。わが国では扁平上皮癌が90％以上を占め，腺癌が数％程度であるが，欧米では腺癌（Barrett食道癌）が40～50％を占めている。扁平上皮癌は胸部中部食道に，腺癌は下部食道に好発する。扁平上皮癌の罹患危険因子は喫煙，飲酒，アルデヒド脱水素酵素-2のヘテロ欠損などであり，腺癌の罹患危険因子は胃食道逆流症，Barrett食道（胃液を主体とする消化液の食道内逆流によって下部食道の扁平上皮が不完全型の腸上皮化生を有する円柱上皮に置き換えられた状態）などである。約70％が有症状（嚥下困難，つかえ感，嗄声など）で発見される。発見の契機となる検査の約70％は上部消化管内視鏡検査である。早期発見できれば内視鏡的治療も可能である。診断においては上部消化管内視鏡検査のほかに食道造影検査，EUS，CT，MRI検査などが実施される。

❷ 腫瘍マーカーの使い方（表1）

　食道癌で保険適用となっている腫瘍マーカーはSCC抗原，CEA，およびp53抗体である。いずれの腫瘍マーカーも診断には補助的に用いられており，特に治療後の再発診断や化学療法の効果判定の補助的指標として用いられている。「食道癌診療ガイドライン2017年版」[1]には，「治療によりいったん完治が得られた患者において腫瘍マーカー（CEA，SCC抗

表1 ▶ 消化管癌の代表的腫瘍マーカー

腫瘍	代表的腫瘍マーカー
食道癌	SCC抗原，CEA，p53抗体
胃癌	CEA，CA19-9，CA125，CA72-4
大腸癌	CEA，CA19-9，CA72-4，p53抗体

※青字は臨床上よく用いられるもの

原など）の定期的な測定を行うことを弱く推奨する（エビデンスの強さD）」と記載されている。食道癌診療ガイドライン検討委員会の全国調査[1]によれば，わが国では大半の施設で再発診断としてCEA，SCC抗原が測定されており，治療後3年間は3カ月ごと，4〜6年目までは6カ月ごとに測定されていた。

胃癌

❶ 概説

胃に発生した上皮性悪性腫瘍。組織型はほとんどが腺癌である。発生部位は幽門部と胃体部に多い。胃癌の罹患危険因子はヘリコバクター・ピロリ菌感染，食塩の過剰摂取などである。早期がんでは無症状であり，進行がんでは上腹部痛，腹部膨満感，食欲低下，などの症状を呈するが，胃癌に特有な症状はない。胃がん検診では50歳以上を対象に2年に1回，胃部X線または上部消化管内視鏡検査のいずれかを施行する。この検診の普及により早期発見が可能となった。治療後の再発は，早期がんでは血行性再発が多く，進行がんでは腹膜再発が多い。診断においては上部消化管内視鏡検査のほかに上部消化管造影検査，EUS，CT，MRI検査などが実施される。

❷ 腫瘍マーカーの使い方（表1）

　CEA，CA19-9が臨床上よく用いられているが，CA125は腹膜播種をきたした進行がんで陽性率が高く，CA72-4は卵巣転移での陽性率が高い[2]。これらの腫瘍マーカーは主として治療後の再発診断や化学療法の効果判定の補助的指標として用いられている。「胃癌治療ガイドライン　医師用　第5版」[3]には，手術後フォローアップが延命に寄与するかエビデンスは乏しいとしながらも，術後5年間のフォローアップを原則とし，早期がんでは，治療後3年間は6カ月ごと，それ以降は1年ごと，進行がんでは，治療後3年間は3カ月ごと，それ以降は6カ月ごとのCEA，CA19-9の測定が提示されている。

大腸癌

❶ 概説

　大腸（結腸および直腸）に発生した上皮性悪性腫瘍。組織型はほとんどが腺癌で，90％以上が高・中分化腺癌である。発生部位は直腸とS状結腸に多い。大腸癌の罹患危険因子は飲酒，牛・豚・羊などの赤肉や加工肉の摂取，肥満，運動不足などである。家族性大腸腺腫症やリンチ症候群などの遺伝性大腸癌もある。早期がんでは無症状であり，進行がんでも盲腸癌や上行結腸癌では症状が出にくく，慢性的な出血による貧血で発見されることがある。一方，直腸やS状結腸の進行がんでは下血，便秘や腸閉塞などの症状で発見されることが多い。大腸癌検診においては40歳以上を対象に，1年に1回，免疫学的便潜血検査を施行する。免疫学的便潜血検査陽性者には大腸内視鏡検査が施行される。診断においては大腸内視鏡検査のほかにEUS，CT，MRI検査などが実施される。治療後の再発は結腸癌では肝転移再発が最多。直腸癌でも肝転移再発は多いが，結腸癌と比較

して肺転移や局所再発の頻度が高いことが特徴である。

❷ 腫瘍マーカーの使い方（表1）

　保険適用となっているのはCEA，CA19-9，CA72-4，p53抗体などであるが，CEA，CA19-9が代表的で臨床上よく用いられている。特に治療後の再発診断や化学療法の効果判定の補助的指標として用いられている。大腸癌治癒切除後のサーベイランスによる再発の早期発見は予後向上に寄与することが示されている[4]。「大腸癌治療ガイドライン　医師用 2016年版」[5]には術後5年間を目安とし，治療後3年間は3カ月ごと，それ以降は6カ月ごとにCEA，CA19-9の測定が推奨されている。

【引用文献】

1) 日本食道学会, 編：食道癌診療ガイドライン2017年版 第4版. 金原出版, 2017, p89-90.
2) Emoto S, et al：Clinical significance of CA125 and CA72-4 in gastric cancer with peritoneal dissemination. Gastric Cancer. 2012；15(2)：154-61.
3) 日本胃癌学会, 編：胃癌治療ガイドライン 医師用 2018年1月改訂 第5版. 金原出版, 2018, p35.
4) Tjandra JJ, et al：Follow-up after curative resection of colorectal cancer：a meta-analysis. Dis Colon Rectum. 2007；50(11)：1783-99.
5) 大腸癌研究会, 編：大腸癌治療ガイドライン 医師用2016年版. 金原出版, 2016, p46-9.

▷4章 各腫瘍での臨床検査の使い方

3 膵癌

岩泉守哉

概説

　膵癌の腫瘍マーカーは，①膵癌関連症状が疑われる場合，②膵癌のハイリスク群へのフォローアップ時，③膵癌手術後のフォローアップ時，④化学療法の効果判定時，にそれぞれ測定される。代表的なものとしてCA19-9，CEAおよびDU-PAN-2があり，それぞれの特徴を理解して活用することが診断や治療効果の判定に不可欠である。

　膵癌の症状は，腹痛，食欲不振，体重減少，黄疸など，他の消化器癌で呈する症状と多分に重なる[1]。そのため，日常診療で腹部症状から消化器癌を疑う場合，膵癌以外の消化器癌でも高値となりうるCEA，CA19-9が測定される。また，腹部症状を呈さなくても糖尿病の新規発症や増悪，背部痛などが認められたときには膵癌を疑って腫瘍マーカーの測定を行うことが診断の助けになる。腫瘍マーカーが著明な高値を呈した場合，各種画像検査で膵癌の存在診断を行い，診断確定のために超音波内視鏡下穿刺吸引法（endoscopic ultrasound-guided fine needle aspiration：EUS-FNA）や内視鏡的な手技下での組織診あるいは細胞診が行われる。

　わが国の膵癌に関する集計によると初発症状のない膵癌は15.4％であり，2 cm以下の膵癌に限ると18.1％が無症状である[1]。したがって症状が認められなくてもハイリスク群に属する患者に対しての膵癌の拾い上げは重要である。膵癌のリスクファクターとして，膵癌の家族歴を有する場合，遺伝性膵炎や遺伝性膵癌症候群の家系である場合，糖尿病，肥満，慢性膵炎，膵管内乳頭粘液性腫瘍を合併している場合，喫煙者やアルコール多飲者，および塩素化炭化水素による職業性曝露の場合が挙げられる[1]。

これら膵癌のハイリスク患者のフォローアップに各種画像診断と合わせて腫瘍マーカーを測定することは，時として有用である。

膵癌術後のフォローアップとして「膵癌診療ガイドライン 2016 年版」では，「腫瘍マーカーの測定や造影 CT の撮影を含めた切除後経過観察を術後 2 年間は 3〜6 カ月おきに，その後は 6〜12 カ月おきに最低でも 5 年間は行うことを提案する」と記されている[1]。術後補助化学療法時も含め，術後の定期観察中に腫瘍マーカーの値が漸増している場合には転移・再発を疑って各種画像検査を行い評価する。

切除不能膵癌に対する化学療法は，投与継続困難な有害事象の発現がなければ，病態が明らかに進行するまで投与を継続するのが通常である。化学療法開始時に腫瘍マーカーが高値である場合，治療期間中の定期的な腫瘍マーカーの測定は各種画像所見と合わせて治療効果の判定に有用である。化学療法開始後に腫瘍マーカー値の低下が認められなかったり，上昇を認めたりしたときには必ず各種画像検査を行い，progressive disease（PD）と評価された場合には治療レジメンの変更を考慮する。

CA19-9 の使い方

CA19-9 は 1 型糖鎖のシアリルルイス A で，消化器領域で広く用いられている腫瘍マーカーのひとつである。膵癌での陽性率は 70〜80％であるが，腫瘍径 2 cm 以下での陽性率は 52％と報告されており，小膵癌検出能は芳しくない[1]。CA19-9 は膵癌のほか，卵巣癌，肺癌，膵癌以外の消化器癌といった悪性腫瘍のみならず，胆石症，胆嚢炎，膵炎，閉塞性黄疸，糖尿病，気管支拡張症といった良性疾患でも陽性になる。膵癌が認められない場合でも，胆汁流出障害時に CA19-9 は 100 U/mL を超える高値を呈することがあり，適切なドレナージを行うと CA19-9 値は低下を示すため，ドレナージ後の再検査が重要である（表 1）[2]。また，治療前の CA19-9 値は prognostic marker になりうると言われている。報告に

表1 ▶ 閉塞性黄疸患者の血清CA19-9測定値

疾患	症例数	CA19-9陽性症例数（＞37 U/mL）	中央値（U/mL）	範囲（U/mL）
悪性疾患				
膵癌	60	51 (85%)	231.2	6〜10,000
遠位胆管癌	11	9 (82%)	691.7	0.6〜1,546
肝門部胆管癌，肝内胆管癌	2	2 (100%)	10,000	10,000
胆嚢癌	8	7 (87%)	487.5	0.6〜10,000
十二指腸乳頭部癌	3	3 (100%)	802.5	58.5〜3,796
その他	3	3 (100%)	263.4	94.1〜10,000
計	87	75 (86%)	399.0	0.6〜10,000
良性疾患				
胆石	25	13 (52%)	44.3	0.6〜10,000
急性胆管炎（胆石性）	6	6 (100%)	213.5	75.1〜1,397
十二指腸乳頭部良性狭窄	7	5 (71%)	108.0	10.2〜641.3
慢性膵炎，自己免疫性膵炎	3	1 (33%)	13.3	11.9〜79.3
計	41	25 (61%)	64.6	0.6〜10,000

（文献2より引用改変）

よると切除可能症例ではstage Ⅰ〜Ⅲのそれぞれにおいて，治療前のCA19-9の値が＞800 U/mL群で予後不良であり，切除不能症例に関してはCA19-9の値が＞958 U/mLの群では全生存期間が短い[3]。

CEAの使い方

CEAは分化発育抗原（胎児性蛋白）であり，全身検索で頻回に用いられる腫瘍マーカーのひとつである。正常成人の管腔臓器でも産生されるため，単独検査では悪性腫瘍に対する陽性率は低く，臓器特異性も低い。膵癌でのCEAの陽性率は30〜60%であり，進行癌を除くと陽性率は低い。

CEAは消化器癌のみならず、他の様々な臓器由来の癌で出現し、肝炎、肝硬変、高齢者、喫煙者といった場合でも陽性となるが、糖鎖抗原と交差反応がないため、CA19-9と組み合わせて利用すると効果的である。報告によると、CEAあるいはCA19-9単独測定に比べ、CEAとCA19-9を組み合わせた場合には特異度が高まる（表2）[4]。しかしながら感度は十分ではないため、画像所見などと総合して診断あるいは病態把握をすべきである。主にモニタリング、すなわち癌患者の経過観察として使用され、再発の検知などに使用される。

DU-PAN-2の使い方

　ヒト膵癌培養細胞株を免疫原として作製されたモノクローナル抗体に認識される糖鎖抗原である。本態はシアリルルイスCとされている。日本人の5～10%にみられるシアリルルイス抗原陰性者ではフコース転移酵素の活性が低いため、いつ測定してもCA19-9の測定値がゼロか感度以下の濃度となる。この場合でもCA19-9の前駆体であるDU-PAN-2の産生はみられるため、ルイス抗原陰性者ではDU-PAN-2が腫瘍マーカーとして有用である。ただし慢性膵炎や慢性肝疾患（肝硬変、慢性活動性肝炎など）などの良性疾患で偽陽性が多いため、測定する症例の選択および高値であった場合の解釈には注意が必要である。他の腫瘍マーカーと同様に、癌の早期診断には感度不足であるが、モニタリングには有効であり、特にルイスマイナスでCA19-9が上昇しない患者ではCEAとともに有用である。

その他の腫瘍マーカーの使い方

　膵癌診療で重要なのは膵前癌病変の悪性度診断および膵癌の早期検出であるが、その意味でCA19-9やCEAの有用性は限定的である。現在

表2 ▶ 血清腫瘍マーカーの膵癌診断精度に関する報告

	膵癌		胆道癌，十二指腸乳頭部癌	
	感度（%）	特異度（%）	感度（%）	特異度（%）
CEA	45	75	28	85
CA19-9	80	43	73	59
CA19-9 + CEA	37	84	21	90

（文献4より引用改変）

　この問題に挑むべく，様々なバイオマーカー探索が行われている。プロテオーム解析において，膵癌患者では血清PAM4が，前癌病変である高異型度の膵管内乳頭粘液性腫瘍（intraductal papillary mucinous neoplasm：IPMN）患者では血清MUC5ACが高値であり，早期膵癌患者ではapolipoprotein AⅡ（apoA-Ⅱ）のアイソフォームであるapoAⅡ-ATQ/ATの血中濃度が低下している。

　また，膵癌では他の消化器癌に比べC4b-binding protein alpha（C4BPA）が高値である。遺伝子マーカーとしては，全血中のmicroRNA10種の組み合わせや血清*ADAMTS1*と*BNC1*のDNAメチル化レベルの組み合わせによる早期膵癌患者の検出，あるいは，セクレチン負荷十二指腸液中の膵癌患者の*KRAS*変異検出やIPMN患者の*GNAS*変異検出の有用性が注目されている。

　近年，次世代シーケンス技術の進歩に伴いがんゲノム医療の実装化が進み，腫瘍部から抽出したDNAのみならず，血液検体から得られる遊離DNA（cell-free DNA：cfDNA）を用いた高精度かつ網羅的解析も試みられている。この解析技術を利用して，日本のグループが膵癌関連の60遺伝子を解析したところ，対象膵癌患者全例で1つ以上の体細胞変異が検出され，治療標的となりうる*PIK3CA*，*EGFR*，*ATM*遺伝子などの変異も29.2%で認められた[5]。

　いずれも実用化に向けて簡便性やコスト面，診断精度に関しての課題は

残るが，データの蓄積と診療構築の開発により今後の発展が期待されるであろう。

【引用文献】
1) 日本膵臓学会膵癌診療ガイドライン改訂委員会, 編：膵癌診療ガイドライン2016年版. 金原出版, 2016.
2) Marrelli D, et al：CA19-9 serum levels in obstructive jaundice：clinical value in benign and malignant conditions. Am J Surg. 2009；198(3)：333-9.
3) Maisey NR, et al：CA19-9 as a prognostic factor in inoperable pancreatic cancer：the implication for clinical trials. Br J Cancer. 2005；93(7)：740-3.
4) Ni XG, et al：The clinical value of serum CEA, CA19-9, and CA242 in the diagnosis and prognosis of pancreatic cancer. Eur J Surg Oncol. 2005；31(2)：164-9.
5) Takai E, et al：Clinical utility of circulating tumor DNA for molecular assessment in pancreatic cancer. Sci Rep. 2015；5：18425.

▷ 4章　各腫瘍での臨床検査の使い方

4　肺癌

古橋一樹／前川真人

概説

　わが国において，肺癌は最も死亡者数の多い悪性腫瘍であり，2016年には約7万4,000人が死亡している[1]。さらに世界では年間約140万人が死亡していると考えられている。肺癌の症状は，咳嗽，喀痰，血痰，発熱，呼吸困難，胸痛であり，これらの呼吸器症状をきっかけに発見される。症状発見の肺癌は，検診発見の肺癌と比較すると，進行肺癌の頻度が高く，予後が悪い。

　喫煙歴や職業的曝露などの危険因子や呼吸器症状のある肺癌疑い例に対し，肺癌検出のために，まずは胸部X線写真，胸部CT，喀痰細胞診などを組み合わせて用いることが勧められ，腫瘍マーカーの測定を最初に行うことは勧められていない。肺癌の腫瘍マーカーは偽陰性や偽陽性になることもあり，肺癌検出率の向上も得られないため，肺癌検出が目的ではなく，肺癌の質的診断の補助，治療効果のモニタリング，再発診断の補助として用いることが勧められている[2]。

　肺癌の組織型は小細胞肺癌，非小細胞肺癌に大きく分けられ，さらに非小細胞肺癌については腺癌，扁平上皮癌，大細胞癌に分けられる。様々な組織型があるため，測定される腫瘍マーカーの種類も多い。各腫瘍マーカーの陽性率は組織型によって異なり，いずれが高いかによって，どの組織型が考えやすいか推定できる(表1)。よく用いられる代表的なものとして，小細胞癌に特異性が高いNSEやProGRP，腺癌に特異性が高いSLX，扁平上皮癌に特異性が高いCYFRAやSCC，組織型にかかわらないものとしてCEAがある。それぞれを単独でスクリーニングに使用することはあまり

表1 ▶ 肺癌組織型と腫瘍マーカー

マーカー	肺癌の組織型	カットオフ値	病期別陽性率(%) I・II	病期別陽性率(%) III・IV	他に可能性のあるがん	留意事項
NSE	小細胞癌	10.0 ng/mL	0〜20	60〜80	神経内分泌腫瘍，腎癌など	溶血で高値
ProGRP	小細胞癌	81.0 pg/mL	35〜45	55〜80	甲状腺髄様癌，膵癌，卵巣癌など	腎障害で上昇，溶血で低値
CEA	全肺癌，腺癌	5.0 ng/mL	20〜30	40〜70	大腸癌，膵癌，胆道癌など	喫煙，加齢
SLX	腺癌	38.0 U/mL	5〜15	50〜80	膵癌，乳癌，卵巣癌など	喫煙
SCC	扁平上皮癌	1.5 ng/mL	25〜30	50〜70	頭頸部癌，食道癌，子宮頸癌など	皮膚・汗・唾液の混入
CYFRA	扁平上皮癌	3.5 ng/mL	40〜50	70〜80	食道癌，胃癌，大腸癌など	加齢，腎障害

有用ではなく，組み合わせて使うことが重要であるが，肺癌の全組織をカバーするのに最も有用性が高い組み合わせは，CEA，CYFRA，ProGRPの3項目という意見がある。しかし，これだけで組織型を診断できるという訳ではないことに留意が必要である。

これら腫瘍マーカーの変動は腫瘍の病期あるいは治療効果と良好に相関することが知られており，診断時に高値の場合には，その後の治療効果判定に用いられる。肺癌において治療効果判定をする際に用いるresponse evaluation criteria in solid tumors (RECIST) ガイドラインの中でも，非標的病変の完全奏効 (CR) の評価判定基準に腫瘍マーカーの陰性化が含まれている。肺癌切除症例においては，術前のマーカーが高値であるほど再発率が高いことが多い。完全切除であれば理論上は術後に陰性化するが，切除後も陰性化しない症例では腫瘍の残存が強く疑われる。また，術後に高値を認める場合は，画像で再発を確認する数カ月前よりマーカーの

上昇が観察されることがあるため，慎重にフォローアップを行う．特に非小細胞肺癌ではCEAやCYFRAやSCC，小細胞肺癌ではNSEやProGRPが使われている．

小細胞肺癌

小細胞肺癌は腫瘍の増殖や病気の進行が速い一方で，抗がん剤や放射線治療に対する感受性が高い．これらの治療が奏効するとNSEやProGRPなどの腫瘍マーカーは低下するため，治療効果や再発，予後を予測するマーカーとして有用である．

❶ NSEの使い方

NSEは，解糖系酵素である神経特異性エノラーゼ（neuron specific enolase）の略であり，中枢および末梢神経組織に存在するほか，甲状腺，副腎，膵臓，腸管そして肺などに存在する神経内分泌細胞にも局在している．そのため，神経内分泌腫瘍の性格を有する小細胞肺癌の約60～80％で陽性を示す．しかし，病期がⅠ期・Ⅱ期での陽性率は20％以下と低く，10 ng/mL以上である場合には，ほぼⅢ期以上と考えられている．小細胞肺癌における感度は，限局型で20～42％，進展型で62～81％と報告されている[3]．高値を示す機序は，細胞が破壊された際の酵素逸脱によるものであり，turn overの激しい腫瘍であることの確認や化学療法や放射線治療の感受性の指標としても有用である．

留意事項として，赤血球中にも含まれるため，溶血で上昇することがある．肺以外の神経内分泌腫瘍（神経芽細胞腫，甲状腺髄様癌，インスリノーマなど）や腎細胞癌でも陽性となることがあり，慢性腎不全患者でも上昇する傾向がある．

❷ ProGRPの使い方

　ProGRPは，小細胞癌の増殖因子であるガストリン放出ペプチド(gastrin-releasing peptide：GRP)の前駆体である。神経組織や胃，ヒト胎児肺の神経内分泌細胞などに認められ，小細胞癌で特異的に産生されており，細胞破壊によって逸脱するNSEよりも早期に検出される特徴を有する。小細胞肺癌の約80％で陽性となるが，病期がⅠ期で35％，Ⅱ期で50％程度とされる。非小細胞肺癌での陽性率は5％以下である。早期での陽性率や特異度はNSEよりも高い。さらに治療効果を鋭敏に反映し，再発での上昇もNSEよりも優れている。小細胞肺癌における感度は，限局型で57～72％，進展型で78～90％と報告されている[3]。

　加齢や喫煙の影響を受けないが，留意事項として腎機能低下で上昇，溶血で低下する。また，凝固過程で産生されるトロンビンの作用によって分解され，実際よりも低値を示す可能性があり，血清検体の取り扱いには注意が必要であったが，最近では血清でも測定可能な測定試薬も開発されている。肺の大細胞神経内分泌癌(large cell neuroendocrine carcinoma：LCNEC)，他臓器がんでは甲状腺髄様癌，膵癌，卵巣癌，カルチノイドで陽性となることがある。

非小細胞肺癌

　非小細胞肺癌における腫瘍マーカーについて，*EGFR*遺伝子変異や*ALK*融合遺伝子などの分子バイオマーカーを用いての個別化医療が飛躍的に進んでいる。一方で，従来使用されている腫瘍細胞由来のCEA，SLX，SCC，CYFRAなどの腫瘍マーカーは実地臨床において簡便に測定でき，とても重要な検査である。現状では肺癌の検出ではなく，肺病変の質的診断の補助，治療効果のモニタリング，再発診断の補助に用いることが推奨されている。

❶ CEAの使い方

　癌胎児性抗原（carcinoembryonic antigen：CEA）は，細胞膜に発現する糖蛋白であり，肺癌への特異性は低く，肺癌全体での陽性率は約50%である。中でも腺癌に多く，手術可能な非小細胞肺癌切除例では，術前の値が高いと術後予後不良であり，CEA高値症例は有意に縦隔リンパ節転移を認めることが多いと報告されている[4,5]。治療感受性の推察にも有用であり，経過観察中の急激な上昇は多臓器転移の可能性が高く，画像検査などの追加検査を考慮する。

　留意事項として，喫煙者や高齢者で高値を示すことはあるが，通常カットオフ値の2倍以上になることはほとんどない。そのほかに，糖尿病，間質性肺炎，慢性甲状腺機能低下症，肝疾患，腎疾患，自己免疫性疾患で偽陽性となるが，20 ng/mLを超えることは稀である。他臓器がんでは大腸癌，膵癌，胆道癌などで陽性となることがある。

❷ SLXの使い方

　SLX（シアリルLex-i抗原）は，ムチン型糖蛋白であり，がん化に伴う糖鎖合成経路の逸脱などによって産生されると考えられている。腺癌に特異性が高く，肺腺癌での陽性率は40～50%である。

　比較的偽陽性が少ないことが特徴であるが，留意事項としては，喫煙者，気管支拡張症，肺結核，肺線維症，びまん性汎細気管支炎などの肺疾患，胆道系炎症性疾患や膵炎で偽陽性を示すことがある。他臓器がんでは膵癌，乳癌，卵巣癌，胆道癌で陽性を示す。

❸ SCCの使い方

SCC(squamous cell carcinoma-related antigen)は,正常扁平上皮の中層域の細胞および扁平上皮癌の細胞質に存在している。肺扁平上皮癌の約60〜65％で陽性となる。初期には上昇しないことも多いが,進行するほど陽性率が高くなる。血中半減期は約72時間と短く,病状変化に伴う変動が速やかなため,治療効果判定に有用である。

偽陽性が比較的多く,留意事項としては,皮膚組織,汗,唾液,尿の混入でも高値を示すため注意が必要である。正常皮膚表面にもSCC抗原は多く存在するため,アトピー性皮膚炎などの全身性皮膚疾患や呼吸器炎症性疾患,上気道疾患で上昇するほか,腎機能不全でも高値を示すことがある。他臓器がんでは頭頸部癌,食道癌,子宮頸癌で陽性となることがある。

❹ CYFRAの使い方

CYFRAは,気管支上皮細胞に発現する細胞骨格蛋白質サイトケラチン19のペプチド断片(cytokeratin 19 fragment)の略で,サイトケラチンは不溶性であるが,断片化することで血中に遊離したものと考えられている。肺癌全体の陽性率は50〜60％,肺扁平上皮癌では60〜80％を示す。非小細胞肺癌症例に対し,CEAやSCCよりも感度・特異度が高く,治療効果のモニターとしても有用である。肺扁平上皮癌の予後因子として3.6 ng/mL以上は予後不良であるという報告がある[6]。

喫煙や採血手技による影響を受けないため,偽陽性率は低いが,留意事項として,肝疾患,呼吸器炎症性疾患,腎機能障害,加齢によって上昇する場合がある。他臓器がんでは食道癌,胃癌,大腸癌で陽性となることがある。

【引用文献】

1) 国立がん研究センター がん情報サービス：最新がん統計.
   [https://ganjoho.jp/reg_stat/statistics/stat/summary.html]
2) 日本肺癌学会，編：EBMの手法による肺癌診療ガイドライン2017年版 悪性胸膜中皮腫・胸腺腫瘍含む. 金原出版, 2017.
3) Harmsma M, et al：Serum markers in small cell lung cancer：opportunities for improvement. Biochim Biophys Acta. 2013；1836(2)：255-72.
4) Okada M, et al：Prognostic significance of perioperative serum carcinoembryonic antigen in non-small cell lung cancer：analysis of 1,000 consecutive resections for clinical stage I disease. Ann Thorac Surg. 2004；78(1)：216-21.
5) Suzuki K, et al：Clinical predictors of N2 disease in the setting of a negative computed tomographic scan in patients with lung cancer. J Thorac Cardiovasc Surg. 1999；117(3)：593-8.
6) Pujiol JL, et al：CYFRA 21-1 is a prognostic determinant in non-small-cell lung cancer：results of a meta-analysis in 2063 patients. Br J Cancer. 2004；90(11)：2097-105.

5 前立腺癌（PSAなど）

伊藤一人／大木　亮／黒澤　功

概説

　わが国における前立腺癌の罹患数は，高齢化，食生活の欧米化，診断技術の進歩などの影響で急速に増えている。2014年と2017年の罹患数予測では，前立腺癌は胃癌，肺癌に続いて男性がんの第3位で，2015年と2016年は最も罹患数の多い男性がんであり，近年は常に男性がんの上位3位以内である。前立腺癌死亡者数は，1970年の統計調査以降，増加しており，2014年は11,507人，2015年は11,326人とやや減少したが，2016年は11,803人と再び増加している[1]。

　一方で米国では，前立腺特異抗原（prostate specific antigen：PSA）検査を用いた前立腺癌検診が1980年代後半から普及しはじめ，前立腺癌死亡数は1992年以降減少が続いており，2012年の死亡率は1990年と比べ約50％も低下している[2]。日米の前立腺癌死亡数は，1990年には9.4倍の差があったが，2015年には2.3倍まで縮んでおり，日米の人口比を考えると，現在のわが国の前立腺癌死亡率は決して低くない。

　PSA検診の前立腺癌死亡率低下効果を無作為化比較対照試験（randomized controlled trial：RCT）により初めて証明したのは，European Randomized Study of Screening for Prostate Cancer（ERSPC）である[3]。中央値13年での経過観察において，55～69歳で4年（一部で2年）に1回のPSA検診の積極的な受診勧奨が行われた検診群では，積極的な検診受診勧奨が行われずに通常の医療ケアが行われた対照群と比べ，intention-to-screen（ITS）解析（当初無作為に振りわけられた群間での解析）で21％の死亡率低下効果が認められた。また，スウェーデン・イエ

テボリ研究[4])では，50〜64歳の約2万人を検診群と対照群に無作為に割り付け，検診群では2年ごとのPSA検査実施を推奨した。中央値14年間の経過観察により，ITS解析で検診群は対照群と比較し44%も死亡率が低下した。また検診効率の検証では，1人の前立腺癌死亡を減らすために必要な検診受診者数は293人と，がん検診効率は優れていた。

　PSAの出現によって，前立腺癌の診断法は格段の進歩を遂げ，治療法の選択・効果判定においても様々な有益な情報を得ることができるようになっている。前立腺癌の適切なマネージメントには，検診，診断，治療の各段階において，PSA検査，そして，その関連マーカーを適切に使いこなすことが重要である。

がん診断におけるPSAの使い方

　PSAはプロテアーゼ活性を有する，ヒト・カリクライン（human kallikrein：hk）・ファミリーに属する分子量約34,000の糖蛋白質であり，前立腺液の一成分として精液の液状化に関与している。前立腺の腺細胞からは261個のアミノ酸で構成されるpre-proPSAが腺腔内へ分泌され，アミノ酸が17個外れ，244個のアミノ酸を有するPSAの前駆体である[−7]proPSAになる。その後，プロテアーゼであるhk2などの働きによりPSAのN末端のアミノ酸が外れ，237個のアミノ酸を有する活性型PSAへと変換される。前立腺組織重量当たりのPSAの産生量は，前立腺癌より正常前立腺組織で多いが，がん組織は基底膜が欠損しており，また血管を破壊・侵襲しながら増殖するため，前立腺組織中のPSAが組織外の血管に漏れ，一般的にがんが進行するほど血中のPSA値は上昇する。

　PSAの血中での存在様式は，大きくわけて結合型PSAと遊離型PSAがあり，遊離型PSAは生理活性を持たないためプロテアーゼ阻害物質と結合せずに血液中を循環し，結合型PSAはプロテアーゼ活性を有する活性型PSAが血中でプロテアーゼ阻害物質と結合したものである。前立腺癌

では，PSAが活性を持ったまま血液中に逸脱しやすいため，血清中では遊離型PSAの割合が相対的に低くなり，PSA関連マーカーである，遊離型PSA/総PSA比（％free PSA）が，前立腺生検前の鑑別診断のひとつとして臨床使用されている（後述）。

◎

PSA値が高値・低値となる疾患・外科的治療・薬物治療を表1に示す。日常診療でのPSA測定上の注意としては，PSAの生物学的・生理学的な変動がある。生理的な変動の特徴としては，PSA値がより低値（4.0 ng/mL以下）では，高値（4.0〜10.0 ng/mL）の人よりその変動割合は大きいと言われ，前者では平均10％程度の変動があり，約2割の男性では，原因が特定できない生理的な変動を超えた上昇を示すことがある[5]。直腸診によるPSA値の変動幅は平均10％程度の上昇であるが，時に生理的変動範囲を超えて上昇する。生理的変動範囲を超える症例割合は，PSA値が1.0 ng/mL程度では半数近いが，カットオフ値を超えるようなことはない。またPSA値が3.0 ng/mL前後では約2割の男性が生理的範囲以上の上昇を示す。膀胱鏡などの経尿道的な操作もPSA値の変動に関係することがあるが，一般的にその変動は直腸診と比べて小さい。実際の臨床での対応としては，通常の直腸診によるPSA値の変動はわずかであるため，PSA値の測定は直腸診前後のどちらの採血でもかまわないが，可能であれば直腸診や膀胱鏡などの検査前に血液を採取するほうが望ましい。％free PSA値は直腸診前後で平均60％程度上昇する可能性があり，必ず直腸診前の採血が好ましい。

表1 ▶ PSA値が高値・低値となる疾患・外科的治療・薬物治療

高値	前立腺癌，前立腺癌再発，前立腺肥大症，急性前立腺炎，慢性前立腺炎，尿閉
低値	前立腺癌に対する内分泌療法中，前立腺癌手術後/放射線治療後，前立腺肥大症手術後，前立腺肥大症治療薬内服中（5α還元酵素阻害薬，抗アンドロゲン薬），男性型脱毛症用薬内服中

また，PSA値に影響を与える薬剤としては，前立腺肥大症治療薬である抗男性ホルモン薬のクロルマジノン酢酸エステル（プロスタール®），アリルエストレノール（パーセリン®），5α還元酵素阻害薬のデュタステリド（アボルブ®），男性型脱毛症薬のフィナステリド（プロペシア®），デュタステリド（ザガーロ®）があり，これらはPSA値を約半分に低下させる。そのため，上記薬剤による治療開始前にPSA値を測定することが推奨される。もし，服薬開始後の場合は休薬が可能な状況であれば，通常3カ月程度の休薬でPSA値はベースラインに戻るため，正確な判断には休薬後のPSA測定が好ましい。医学的に休薬が困難な場合には，服薬中のPSA低下は平均50%程度であることからPSA値を2倍に補正するなどの暫定的な対応を行うこともあるが，服薬によるPSA値の低下率には個人差があることから，専門医と相談する必要がある。

　PSA値の測定を回避すべき病態としては，急性尿閉時や急性前立腺炎発症時が挙げられ，PSA検査値はかなりの確率で偽陽性となるため，診断的な意義はない。

　前立腺癌疑いで，定期的なPSA検査中に安定していたPSA値が急に上昇することがあり，炎症の増悪による場合が多いが，原因の特定が困難な場合もある。射精，直腸診，経直腸的超音波検査により大きな上昇がみられることも稀にあるが，そのような良性のPSA上昇は1～2カ月後にベースラインに戻ることが多く，再測定による経過観察がよい。

　無症状者に対するPSA測定は住民検診や人間ドックで実施する。前立腺癌診療ガイドライン2016年版[6]の住民検診・人間ドックにおける受診対象年齢と泌尿器科専門医紹介までの前立腺癌検診アルゴリズム（☞3章-5図4）を参考にされたい。住民検診では自治体ごとに対象年齢が規定されているが，一般的には，確実な死亡率低下効果が証明された50歳以上を対象とするのが妥当である。人間ドックの受診者に前立腺癌検診としてPSA検査を行う場合，40歳からの検査実施が推奨されている[6]。

　通常の一般医家での外来診療では，排尿障害などの前立腺疾患を疑う症

状を有する場合，早期の前立腺癌には特異的な排尿症状はないため，40歳以上の男性であれば，前立腺肥大症と前立腺癌を区別するためにPSA測定が勧められる．

　何らかの排尿障害があり泌尿器科外来を受診した場合には，40歳以上であれば，前立腺疾患住民検診や人間ドックと比べ，がんの見逃しがより少なくなる診断方法が一般的には用いられる．基本的には，PSA検査だけではなく，直腸指診，経直腸的超音波検査が行われ，それぞれの検査結果によって，確定診断のための前立腺生検の適応が個別に決められることが多い．諸検査の結果，即時の前立腺生検の適応にならなかった場合でも，微小がんの見逃しの可能性，また将来の新規発生がんの診断遅れがないように，4～6カ月程度の間隔でのPSA検査を中心にした経過観察が必要になる．

　日本泌尿器科学会の「前立腺癌診療ガイドライン2016年版」[6]では，PSAカットオフ値は4.0 ng/mL，あるいは年齢階層別設定（50～64歳：3.0 ng/mL，65～69歳：3.5 ng/mL，70歳以上：4.0 ng/mL）が推奨されている．がん診断感度の改善と発見されたがんの根治性向上を目的に，欧米ではPSAカットオフ値を3.0 ng/mLや2.5 ng/mLに引き下げる傾向もあるが，その場合，不必要な生検や過剰診断のリスクが増加する．PSA検診におけるカットオフ値の設定は，過剰診断を極力避け，治療が必要かつ可能な段階で癌を診断し，適切な治療に結びつけることで，効率良くがん死亡率を低下させることを目標に設定すべきで，日本泌尿器科学会の関連ガイドラインでは，欧米先進国のようなPSAカットオフ値の引き下げは推奨していない．

　PSA値がカットオフ値を超えた場合の，おおよそのがん診断率を表2に示す．PSA値が10 ng/mL以下の軽度の異常域では，陽性的中率は20～30％であり，全症例に前立腺生検を実施するわけではない．生検実施は，年齢，合併症，直腸診所見，経直腸的超音波検査所見，PSA関連マーカーなどを参考に，専門医が適応を判断するため，一般医家でのPSA測定で

表2 ▶ PSA値と前立腺癌診断率と他の考えられる疾患

PSA測定値	前立腺癌診断率	他の考えられる疾患（頻度順）
4～6 ng/mL	20％前後	＝前立腺肥大症＞慢性前立腺炎
6～10 ng/mL	30％前後	
10～15 ng/mL	35％前後	
15～20 ng/mL	40％前後	＞前立腺肥大症＞慢性前立腺炎＞急性前立腺炎
20～30 ng/mL	50％前後	
30～40 ng/mL	75％前後	＞＞前立腺肥大症＞急性前立腺炎，急性尿閉
40～50 ng/mL	85％前後	
50～100 ng/mL	95～100％	＞＞＞急性前立腺炎，急性尿閉＞前立腺肥大症

　異常になった場合には，一度は必ず泌尿器科専門医へ紹介することが重要である。また，PSA異常で専門医受診後に，がん疑いが低いとのことで一般医家に経過観察を依頼するケースが増えているが，その場合，PSA測定間隔や専門医への再受診基準を決めた診療連携パスなどを利用して経過観察を行うことが好ましい。

　PSA値がカットオフ値以下の場合の適切な再測定間隔は，日本泌尿器科学会の関連ガイドラインでは，PSA値に応じて以降のPSA再測定間隔を設定することを推奨している。PSA値が1.1 ng/mL～カットオフ値の場合は1年後のPSA測定が推奨され，PSA値が1.0 ng/mL以下の場合は3年後の再測定が推奨されている[6]。

がん診断におけるPSA関連マーカーの使い方

❶ 遊離型PSA／総PSA比（％free PSA）

　前立腺癌では，PSAが活性を持ったまま血液中に逸脱しやすいため，血

清中では遊離型PSAの割合が相対的に低くなることを利用し，より精度の高いがん診断法として日常臨床で使用できる。PSA値がカットオフ値を超えた場合，確定診断である前立腺生検施行前に，％free PSAを測定することで，より正確に前立腺癌診断予測ができる。PSA値4～10 ng/mLにおいて，％free PSA 20～25％以下を生検適応とした場合，88～95％のがん診断感度，26～50％の特異度が得られる。しかし，％free PSAの至適カットオフ値は定まっておらず，実際の臨床における生検適応は他の因子（年齢・合併症・前立腺体積など）も考慮して，専門医が総合的に判断する[7]。

❷ PSA density (PSAD)とPSA transition zone density (PSATZD)

PSA値は，がんの存在と進展以外に前立腺体積と相関して高くなることが知られているため，PSA値を前立腺体積で補正することで前立腺肥大症によるPSA上昇の関与も補正し，がん検出の向上が期待できるとの理論で提唱されたのがPSADであり，PSA値を前立腺の推定総体積で割って算出する。さらに，前立腺癌との鑑別が必要な前立腺肥大症では，前立腺内の尿道を取り囲む移行領域（transition zone：TZ）の体積が増大することから，PSA値をTZ体積で割ったPSATZDというパラメーターもPSAの特異度の改善に寄与する。がん診断における有用性の研究では，PSATZDのカットオフ値と診断精度の関係について，それぞれのカットオフ値が0.215，0.365，0.436において，それぞれの感度・特異度は100％・22％，90％・58％，73％・73％との報告があり，優れたがん診断マーカーである[8]。

前立腺癌の治療指針におけるPSAの使い方

PSAは前立腺癌診断のみならず，がん診断後のより正確な進行度である病理学的病期の予測因子としても非常に重要な役割を担っている。代表的

な病理学的病期の予測ノモグラムであるPartinテーブルは，PSA値を0～2.5，2.6～4.0，4.1～6.0，6.1～10.0，10.1 ng/mL以上にわけ，臨床病期と生検標本での病理学的所見（Gleason score）を組み合わせ，手術後の病理学的病期（前立腺被膜浸潤・精囊浸潤・リンパ節転移）が予測可能である[9]。

また，前立腺癌に対する，根治的治療（手術・放射線治療など）後のPSA値低下は，客観的な治療効果指標である。限局性前立腺癌に対する前立腺全摘除術後には10年以内に20～30％の確率で生化学的再発（PSA再発）が起こるが，生化学的再発時の責任病変の同定は，一般的なCTなどの画像診断では限界がある。その際，PSA倍加時間（PSA値が2倍に上昇するまでの時間）が再発部位診断に有用であり，PSA倍加時間が短い症例（6カ月以内）では全身転移の可能性が高く，内分泌療法を中心とした全身療法を考慮すべきであり，PSA倍加時間の比較的長い，12カ月以上の症例では，局所再発の可能性が高く摘出部位への放射線照射がより推奨される[10]。

PSA検査を用いた検診を契機に発見された前立腺癌の中には，無治療でも死亡に影響しないと予測されるがん（臨床的に重要ではないがん）が含まれる可能性があり，これらに対する過剰治療回避のためには，すぐに積極的な治療を行わずに慎重に経過を観察する監視療法を行うことがある。監視療法中には3～6カ月ごとのPSAの定期的なモニタリングを行い，病勢進行がないか観察をすることと，前立腺生検を定期的，あるいはPSA上昇速度が速い場合に行うことが，経過観察の柱である[6]。

転移を有する前立腺癌の標準的な初期治療はホルモン療法であるが，治療中のPSA最低値が独立した重要な予後予測因子であることがわかっている。ホルモン療法中のPSAの最低値に応じて，長期予後を予測することができ，追加治療開始時期や，治療内容の変更を適切に判断することが可能で，転移がんのオーダーメイド治療戦略においても，PSA検査は重要な役割を担っている[11]。

【引用文献】

1) 国立がん研究センター がん情報サービス：がん登録・統計 人口動態統計によるがん死亡データ（1958年～2016年）.
[https://ganjoho.jp/data/reg_stat/statistics/dl/cancer_mortality(1958-2016).xls]
2) Siegel RL, et al：Cancer Statistics, 2017. CA Cancer J Clin. 2017；67(1)：7-30.
3) Schröder FH, et al：Screening and prostate cancer mortality：results of the European Randomised Study of Screening for Prostate Cancer (ERSPC) at 13 years of follow-up. 2014；384(9959)：2027-35.
4) Hugosson J, et al：Mortality results from the Göteborg randomised population-based prostate-cancer screening trial. Lancet Oncol. 2010；11(8)：725-32.
5) Komatsu K, et al：Physiologic (intraindividual) variation of serum prostate-specific antigen in 814 men from a screening population. Urology. 1996；47(3)：343-6.
6) 日本泌尿器科学会, 編：前立腺癌診療ガイドライン2016年版. メディカルレビュー社, 2016, p40-55.
7) 伊藤一人：前立腺肥大症と前立腺がんをどう鑑別する？─PSA検診の重要性─. 治療. 2011；93(6)：1427-33.
8) Kikuchi E, et al：Prostate specific antigen adjusted for transition zone volume：the most powerful method for detecting prostate carcinoma. Cancer. 2000；89(4)：842-9.
9) Partin AW, et al：Contemporary update of prostate cancer staging nomograms (Partin Tables) for the new millennium. Urology. 2001；58(6)：843-8.
10) D'Amico AV, et al：Predictors of mortality after prostate-specific antigen failure. Int J Radiat Oncol Biol Phys. 2006；65(3)：656-60.
11) Miyamoto S, et al：Impact of pretreatment factors, biopsy Gleason grade volume indices and post-treatment nadir PSA on overall survival in patients with metastatic prostate cancer treated with step-up hormonal therapy. Prostate Cancer Prostatic Dis. 2012；15(1)：75-86.

▷4章 各腫瘍での臨床検査の使い方

6 乳癌

林田 哲

概説

　今日の乳癌診療において把握すべき臨床情報は多彩であり，そのすべてを理解して正確に運用することが，患者一人ひとりに対して最適な治療を選択するために必要である。これは基礎研究をベースとしたトランスレーショナルリサーチや，臨床研究が数多くなされたことにより，乳癌治療がサブタイプごとに細分化され，これを正確に分類することが治療手段選別に直結することが理由である。したがって，治療方針決定のために用いる病理組織学的診断によるバイオマーカー情報がより重要であるため，本項で扱う腫瘍マーカーを中心とした臨床検査の比重は比較的低いが，特に進行再発乳癌に対する病勢把握のモニタリングなどに頻用されることから，これを正確に理解して使用することは必要不可欠である。また近年，BRCA遺伝子の生殖細胞性変異に対するコンパニオン診断薬として，PARP阻害薬が進行再発乳癌に対してわが国でも保険承認され，今後使用頻度の増大が見込まれることから，こちらについても本項で詳細を取り上げる。

腫瘍マーカー

　いわゆる腫瘍マーカーについては，乳癌診療においてCEAおよびCA15-3を測定することが多いが，前向きの無作為化比較試験がほとんど行われていないため，有用性において強固なエビデンスがあると断言することはできない。

術後経過観察中の測定に関しては，2013年に米国臨床腫瘍学会（American Society of Clinical Oncology：ASCO）より，乳癌の初期治療が終了したあとの経過観察をどのように行うかについてのガイドラインに示されている。これによれば，術後経過観察に関する9つのシステマティックレビューと5つの無作為化比較試験を検討した結果，腫瘍マーカーの有効性を検討した研究は認められず，無症状の患者に定期的にCEA・CA15-3を含む腫瘍マーカーを測定することの有用性と適応は示されなかった。今後の展望として再発のリスク分類や，乳癌のサブタイプに基づいた臨床研究が必要であると記載されている[1]。

一方で，比較的小規模ではあるが，前向きの臨床試験において腫瘍マーカーによるサーベイランスが予後の改善に寄与したという報告も認められる。Nicoliniらは，転移再発乳癌109例のうち適応基準に合致する患者68例を2群にわけ，画像検査にて転移再発が診断されてから治療を開始した32例と，CEA・CA15-3を含む腫瘍マーカーの上昇のみを認めた段階で治療を開始した症例36例を比較検討したところ，有意差を持って治療開始後および手術後の全生存率が改善したことを報告した[2]。さらに，腫瘍マーカーによるサーベイランスにより，異常高値を認めた症例に対して，MRIおよびPET/CTを併用することで転移再発の早期発見に寄与することを検討した前向きの臨床試験が2015年に報告された。本検討では813例に対して，観察期間中央値63カ月において44例にCEA・CA15-3を含む腫瘍マーカーの上昇を認め，そのうち34例（77.3％）に再発を含む悪性病変を認めた。また，これら再発症例の全生存期間の中央値は41.1カ月であった[3]。良好な感度・特異度の結果から，無症候性の進行再発乳癌発見の一助として腫瘍マーカーが有用であることが示唆されるが，生存率の延長への寄与，さらに費用対効果などの点で合理的か否かを検討するために，無作為化比較試験を行う必要があると考えられる。乳癌術後サーベイランスにおけるCEA・CA15-3の有用性の検討は比較的古いものが多いが，薬剤や医療技術の発展により，進行再発乳癌に対する治療手段が

格段に増加し，かつ効果的なものに変貌していることを考慮すると，無症候性の再発乳癌を早期に発見することが予後の延長や，根治につながる可能性を検証することが必要であると考えられる。

進行再発乳癌に対する治療効果判定のモニタリング用途については，2007年にASCOが発表した腫瘍マーカーについてのガイドラインにおいて，その有用性が認められている。これによれば，CEAおよびCA15-3単独の測定では十分でないが，画像上測定可能病変が認められない場合は，これらマーカーの上昇が治療効果の減弱を反映していると考えられる。しかしながら，新しい治療に変更後，4～6週間以内の上昇には注意が必要で，必ずしも治療の奏効を反映しない場合があることに留意すべきである[4]。このASCOガイドラインに基づき各論を以下に示す。

CEA

スクリーニング・診断・病期判定において，CEAを測定することの有用性について，確固たる臨床試験の結果がないため推奨されていない。また，手術や補助療法後に再発のサーベイランス目的として定期的に施行することについても，同様の理由で推奨されていない。

進行再発乳癌に対して，薬物療法を行っている場合に，画像診断や視触診などとともにCEAを測定することは有用であると考えられる。CEAは進行再発乳癌の50～60％において上昇しているとの報告があり[5]，病勢と連動して増減することが観察されている[6]。しかし，CEA単独で治療への奏効を判断することは推奨されていない。

CA15-3

切除可能乳癌のスクリーニング・診断・病期判定において，CA15-3を測定することの有用性について，確固たる臨床試験の結果がないため勧め

られていない。またCA15-3が転移再発乳癌の発見に有用であるという報告が散見されるが[7]，無症候性の転移再発乳癌の検知について有用性を示した前向きの無作為化試験は存在しない。そのため，術後のサーベイランス目的にCA15-3を測定することは推奨されていない。

進行再発乳癌に対して薬物療法を行っている場合に，治療の奏効を確認するため，画像診断や視触診などとともにCA15-3を測定することは有用であると考えられる。しかし，CEAと同様に，CA15-3単独で治療の奏効を判断するに足る臨床的有用性は示されておらず，推奨されていない。

BRCA1/2変異

*BRCA1*または*BRCA2*遺伝子に病的な生殖細胞性変異を持つ場合，遺伝性乳癌・卵巣癌症候群と診断される。通常は，①濃厚な家族歴を有する乳癌患者，②若年発症の乳癌患者，③トリプルネガティブ乳癌患者，④複数回の乳癌罹患履歴のある患者，などに対して施行される臨床検査であり，病的変異が陽性と診断された患者に対しては，その状態に対応したリスク低減手術や特殊なサーベイランスが必要となる。一方で，この*BRCA1/2*遺伝子はDNA修復における重要な働きを行っているが，この機能が正常ではない細胞に対して，同様にDNA損傷に対する生体応答反応機構を担当するPARP [poly (ADP-ribose) polymerase] を阻害すると，DNA修復酵素が反応せず，細胞は合成致死へ誘導されることが解明された。この現象を利用したPARP阻害薬が，*BRCA1/2*の生殖細胞性変異を持つ患者の乳癌・卵巣癌・前立腺癌に対して安全かつ有効に作用することが2009年に報告された[8]。すなわち，*BRCA1/2*変異に対するコンパニオン診断薬としてPARP阻害薬が効果的である可能性が示唆され，これを検証する臨床試験が数多く行われている。

そのうちのひとつであるOlympiAD試験は，*BRCA1/2*の生殖細胞性変異を持つHER2陰性進行再発乳癌患者を対象とした第3相臨床試験で

ある。対象患者は転移再発病変に対する化学療法を2レジメンまで許容されており，これらをPARP阻害薬であるオラパリブ単剤群（205名）と，医師が選択した標準的な化学療法を行う群（91名）に2対1の割合で割り付けられた。その結果，無増悪生存期間の中央値はオラパリブ群で7カ月，化学療法群で4.2カ月となり，統計学的に有意にこれを延長した（ハザード比 0.58：$p=0.0009$）[9]。特に予後不良であるとされるトリプルネガティブ乳癌においてハザード比 0.43と良好な成績を示した。本臨床試験の結果をもって，オラパリブはわが国における保険承認を得るとともに，これまでは自費診療として行われてきた*BRCA1/2*の生殖細胞性変異を検討する臨床検査も「BRACAnalysis診断システム」として保険診療内で同時に施行可能となった。

今後はすべてのHER2陰性進行再発乳癌患者が，理論上は本臨床検査の対象となるが，前述の遺伝性乳癌・卵巣癌症候群に対する対応が，患者本人はもちろん，その血縁親族に対しても考慮されなければならないため，通常の臨床検査を超えた体制の構築が必要である。実際にBRACAnalysis診断システムについては，「本検査は遺伝カウンセリング加算の施設基準に係る届け出を行っている保険医療機関で実施すること」というただし書きがあり，この基準に満たない施設は要件を満たす施設との連携体制を構築し，必要なカウンセリングを実施できる体制を整備しなければならない。また個人情報としての取り扱いについても，十分な配慮がなされるべきであり，本検査を行うにあたっては，関係する部署と入念な事前準備を行うことが必要であると考えられる。

【引用文献】

1) Khatcheressian JL, et al：Breast cancer follow-up and management after primary treatment：American Society of Clinical Oncology clinical practice guideline update. J Clin Oncol. 2013；31(7)：961-5.
2) Nicolini A, et al："Tumour marker guided" salvage treatment prolongs survival of breast cancer patients：final report of a 7-year study. Biomed Pharmacother. 2003；57(10)：452-9.

3) Di Gioia D, et al：Early detection of metastatic disease in asymptomatic breast cancer patients with whole-body imaging and defined tumour marker increase. Br J Cancer. 2015；112(5)：809-18.
4) Harris L, et al：American Society of Clinical Oncology 2007 update of recommendations for the use of tumor markers in breast cancer. J Clin Oncol. 2007；25(33)：5287-312.
5) Hogan-Ryan A, et al：Serum sialic acid and CEA concentrations in human breast cancer. Br J Cancer. 1980；41(4)：587-92.
6) Loprinzi CL, et al：Prospective evaluation of carcinoembryonic antigen levels and alternating chemotherapeutic regimens in metastatic breast cancer. J Clin Oncol. 1986；4(1)：46-56.
7) De La Lande B, et al：Prognostic value of CA 15.3 kinetics for metastatic breast cancer. Int J Biol Markers. 2002；17(4)：231-8.
8) Fong PC, et al：Inhibition of poly(ADP-ribose)polymerase in tumors from BRCA mutation carriers. N Engl J Med. 2009；361(2)：123-34.
9) Robson M, et al：Olaparib for Metastatic Breast Cancer in Patients with a Germline BRCA Mutation. N Engl J Med. 2017；377(6)：523-33.

▷ 4章 各腫瘍での臨床検査の使い方

7 女性生殖器腫瘍

藤原寛行

表1 ▶ 女性生殖器腫瘍の代表的腫瘍マーカー

腫瘍	代表的腫瘍マーカー
卵巣癌	**CA125**, CA602, CA72-4, CA54/61, STN, GAT, CA19-9, CEA, HE4
子宮頸癌	**SCC抗原**, CA125, CEA, NSE
子宮体癌	CA125, CA19-9, CEA
絨毛癌	**hCG**

※青字は特異性の高いもの

卵巣癌

❶ 概説

　わが国における卵巣癌の罹患数および死亡数はいずれも増加傾向にあり，婦人科癌の中で年間死亡数が最も多い。上皮性卵巣癌の診断においては，問診および内診に加え，CA125を中心とした腫瘍マーカーの測定，経腟超音波断層法検査，MRI，CT検査などが実施される。またCA125は治療後の経過観察で実施すべき検査項目としてわが国やNCCNの卵巣癌ガイドライン[1, 2]に掲載されている唯一の腫瘍マーカーである。

❷ CA125の使い方

　CA125は骨盤内腫瘍の診断に最も汎用される腫瘍マーカーである。35 U/mL以下であれば正常と判断するが，月経や炎症，あるいは良性疾

患である子宮内膜症などでも上昇することがあり，注意を要する．経時的な複数回の測定でトレンドをみながら良性・悪性の判断をすることも大切である．初回の診断以外に，治療後の経過観察で定期的に測定する項目であり，再発診断にも有用である．閉経後や卵巣摘出後の場合，基準値上限は15～20 U/mLであり，これを目安に判定する．

CA125の陽性率は片岡らによると，組織型別では漿液性癌92.3%，粘液性癌62.3%，類内膜癌87.0%，明細胞癌70.9%，進行期別ではⅠ期67.8%，Ⅱ期83.8%，Ⅲ期92.5%，Ⅳ期95.5%，と報告されている[3]．わが国の女性において正常コントロール（HC），良性卵巣腫瘍（benign），卵巣境界悪性腫瘍（borderline），卵巣悪性腫瘍（TypeⅠとⅡに分類）の

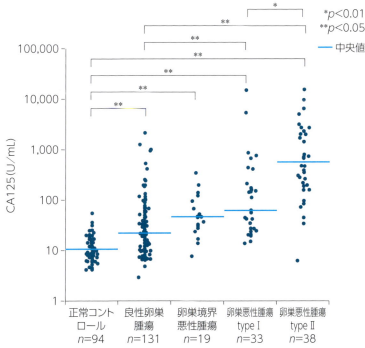

図1 ▶ 正常，良性卵巣腫瘍，卵巣境界悪性腫瘍，卵巣癌におけるCA125値の分布

（文献1より引用）

5群でCA125の分布をみた結果を図1に示す[4]。正常コントロールとその他すべての群との間で統計学的有意差を認め，さらに良性腫瘍と悪性腫瘍との間にも有意差を認める。しかしTypeⅠ（高分化漿液性癌，高分化類内膜癌，明細胞癌，粘液性癌など）はTypeⅡ（低分化漿液性癌，低分化類内膜癌など）に比べ低値を示すこと，また逆に正常コントロールと良性卵巣腫瘍との間にも有意差があることなどは臨床的にCA125を用いる際に注意すべき点である。卵巣癌の再発をCA125の上昇だけで診断し，治療を開始するか否かについては議論がわかれているが，近年の大規模RCTにより，CA125のみの上昇による治療開始と症状出現後の治療開始で予後に有意差がないことが報告されている[5]。

❸ その他の腫瘍マーカーの使い方

症例によってはCA19-9やCEAも有用なマーカーとなる。CEAは消化器系の腫瘍マーカーであり，鑑別診断として用いられることが多い。また最近，新規の上皮性卵巣癌の腫瘍マーカーとしてHE4が保険収載された。CA125と相補的な関係にあるためCA125と組み合わせることにより診断精度が向上することが期待されている。HE4はCA125と異なり，内膜症で上昇しにくいことも特徴のひとつである。

上皮性以外の腫瘍においては，胚細胞性腫瘍（絨毛癌は後述）ではAFP（卵黄嚢腫瘍），LD（未分化胚細胞腫瘍）やSCC（成熟嚢胞性奇形腫の悪性転化），性索間質系腫瘍ではエストラジオール（顆粒膜細胞腫）などが上昇することがあり，これらの測定が鑑別に有用である。

CA602はCA125と同様のコア蛋白関連腫瘍マーカーである。臨床的有用性に関してはCA125とほぼ同様と評価されているが，一般的にはあまり汎用されていない。CA72-4，CA54/61，STNなどは母核糖鎖関連腫瘍マーカーである。卵巣癌全体に対する陽性率がコア蛋白関連腫瘍マーカーより低いため，こちらもCA125ほど用いられていない。しかし粘液性癌

での陽性率が比較的高く，コア蛋白関連腫瘍マーカーに母核糖鎖関連腫瘍マーカーを組み合わせて測定することが有用な場合がある。

子宮頸癌

❶ 概説

　子宮頸部に発生する悪性腫瘍で，組織学的には扁平上皮癌が約85％，腺癌が約10％を占める。ヒトパピローマウイルス(HPV)感染が発生に深く関わっており，他癌と比べて比較的若年者に多いのが特徴である。好発年齢は40歳代であるが，20〜30歳代でも浸潤癌が発生する。細胞診を用いた検診が行われているが，最近ではHPV検査を併用した検診も行われる。診断は内診，病理検査(細胞診，組織診)，超音波やMRIなどの画像検査，SCCを主とした腫瘍マーカーなどにて総合的に行われる。

❷ SCC，CA125などの使い方

　腫瘍マーカーとしてはSCC抗原やCA125，CEAなどが挙げられる。頻度の多い扁平上皮癌ではSCC抗原が上昇することが多く，腺癌ではCA125やCEAなどがマーカーとなることがある。いずれの腫瘍マーカーも診断には補助的に用いられ，マーカーの上昇のみで確定診断とはならない。しかし治療効果の判定やフォローアップには，治療前に増加していた腫瘍マーカーを測定することは有用である。

❸ その他の腫瘍マーカーの使い方

　稀であるが子宮頸部にも小細胞癌などの神経内分泌系腫瘍が発生する。その場合，NSE (neuron specific enolase) が上昇することがあり，病

理検査で神経内分泌腫瘍を疑う場合は測定する。

　腫瘍マーカーではないが，前述のHPVを測定することは，診断や予後予測に有用である。ハイリスク型HPVの有無を一括して検出するグループ検査と，HPVの型判定を個別に行うタイピング検査に大別される。

子宮体癌

❶ 概説

　子宮体部に発生する悪性腫瘍で，組織学的には類内膜癌が約80％，漿液性癌が約5〜10％を占める。エストロゲン依存性に発症すると考えられているType Ⅰと非依存性に *de novo* で発症するType Ⅱに大別される。Type Ⅰは閉経前後に多く認められ，類内膜癌が多い。Type Ⅱは比較的高齢者で，中〜低分化類内膜癌や漿液性癌などが特徴的である。発症リスクとして，肥満，高血圧，糖尿病，卵巣機能不全，エストロゲン製剤の服用，タモキシフェンの服用などが知られている。診断は病理検査（細胞診，組織診），超音波やMRIなどの画像検査で総合的に行う。腫瘍マーカーとして体癌に特異的なものはないが，CA125，CA19-9，CEAなどを用いる。

❷ CA125などの腫瘍マーカーの使い方

　子宮体癌においては，卵巣癌におけるCA125や頸癌におけるSCC抗原のように，ある程度の特異性があり診断や治療効果判定に有用とされている腫瘍マーカーはない。しかし，組織型や病態などが卵巣癌と類似することが多く，CA125，CA19-9，CEAなどが慣習的に測定されている。各々の陽性率はおおむね20〜30％程度とされているが，進行癌では陽性率が上がること，治療前に高値を示しているものは，治療効果判定や再発診断に有効なことなどから，臨床的にこれらを測定する意義は高い。

❸ その他の腫瘍マーカーの使い方

　稀な組織型として癌肉腫があり，CA125などの上皮性マーカー以外にLDが上昇することがある。子宮平滑筋肉腫でも同様にLDが上昇しマーカーとなることがある。

絨毛癌

❶ 概説

　絨毛癌は異型栄養膜細胞の異常増殖からなる悪性腫瘍であり，病理学的に絨毛形態を認めないのが特徴である。妊娠性と非妊娠性に大別されるが，ほとんどの絨毛癌は妊娠性（何らかの先行妊娠があり，その後発症するもの）である。hCG（human chorionic gonadotropin：ヒト絨毛性ゴナドトロピン）が絶対的な腫瘍マーカーであり，診断，治療効果判定，再発診断などに用いられる。hCGは妊娠時に上昇するため，生殖年齢女性でこれが陽性の場合はまず妊娠（正常妊娠や流産なども含む）を鑑別に挙げる。逆に妊娠の可能性が否定できれば，絨毛性疾患を鑑別に挙げる。

❷ hCGの使い方

　hCGは胎盤を形成する絨毛の細胞（合胞体栄養膜細胞）から産生される。よって絨毛癌に限らず，胞状奇胎や存続絨毛症など絨毛性疾患全般はこのhCGが必須の腫瘍マーカーとなる。

　絨毛癌診断において，hCG値は他の臨床情報とともに「絨毛癌診断スコア」の入力情報として利用される。また治療効果判定，治療終了時期の決定，再発診断にも必須である。化学療法中は血中hCG値を頻回に測定する（絨毛性疾患取扱い規約第3版では，「少なくとも1週間に1回」と記載

されている)。化学療法2〜3サイクル以上にわたってhCG値が変化しない場合,または再上昇する場合は薬剤変更が必要である。血中hCG値がカットオフ値以下に至ってから,絨毛癌では追加3〜5サイクルの化学療法を行い,その時点でカットオフ値以下であれば寛解と判定する。

　胞状奇胎では妊娠週数に比して異常高値を示す。また奇胎娩出後の管理にも用いられる。娩出後5週で1,000 mIU/mL, 8週で100 mIU/mL, 24週でカットオフ値の3点を結ぶものを判別線とし,これをいずれの時点でも下回る場合を経過順調型とする。経過順調型でない場合,化学療法の適応となるが,この場合も前述のようにhCG値を頻回に測定し,その効果を判定する。

　hCGが高値の場合は血液,尿のいずれを測定してもあまり問題はないが,フォローアップの際は比較的低値を示すため,血中hCG測定が望ましい。また単位はmIU/mLとし,ng/mLは使用しない。

【引用文献】

1) 日本婦人科腫瘍学会,編:卵巣がん治療ガイドライン2015年版.金原出版, 2015.
2) National Comprehensive Cancer Network:Ovarian Cancer Guideline (Version 4. 2017). NCCN Clinical Practice Guidelines in Oncology. [https://www.nccn.org/professionals/physician_gls/pdf/ovarian.pdf]
3) 片岡史夫,他:卵巣癌の検診・診断 腫瘍マーカー,バイオマーカー.婦人科がん―最新の研究動向―.日本臨牀.2012;70(増刊号4):543-8.
4) Fujiwara H, et al:Evaluation of human epididymis protein 4 (HE4) and Risk of Ovarian Malignancy Algorithm (ROMA) as diagnostic tools of type Ⅰ and type Ⅱ epithelial ovarian cancer in Japanese women. Tumour Biol. 2015;36(2):1045-53.
5) Rustin GJ, et al:Early versus delayed treatment of relapsed ovarian cancer(MRC OV05/EORTC 55955):a randomised trial. Lancet. 2010;376(9747):1155-63.

▷4章　各腫瘍での臨床検査の使い方

8 泌尿器・男性生殖器腫瘍（前立腺を除く）

鳥羽智貴／冨田善彦

腎細胞癌

❶ 概説

　腎細胞癌の症状として古典的には側腹部痛，血尿，腹部腫瘤が3徴候として知られているが，最近では健診エコーや他疾患での精査のためのCTで腎腫瘍を指摘されて発見されるケースが増加してきている．腎細胞癌の組織型の8割は淡明細胞癌であり，そのほかに乳頭状腎細胞癌，嫌色素性腎細胞癌，集合管癌などを含め10種の組織型に分類される．診断は主として造影CTによってなされ，補助診断的にMRIが施行されることもある．良性腫瘍との鑑別が困難な場合や，転移性腎癌の治療方針選択を目的とする場合には，以前禁忌とされていた腎腫瘍生検を施行し組織型を確定する場合もある．

❷ CRPの使い方

　基本的に診断および治療効果判定のために有用な特定の腫瘍マーカーは存在しない．近年，血液や尿のサンプルから各種バイオマーカーを用いた腎癌の診断が試みられているが，大規模な一般集団を対象としたエビデンスレベルの高い報告はいまだ存在しない．しかし，以前から炎症反応マーカーであるCRPの予後因子としての重要性は指摘されている．CRPは汎用性が高く重要な予後因子であることが多数報告されている．手術前のCRP値は腎摘除後の再発転移リスクの指標となっているのみでなく，再

発後の全身治療開始時のCRP値が上昇している患者では病勢が強く，治療によってCRP値が低下した症例においては比較的予後が良好であることが言われている[1]。したがって，定期的な血液検査の際にはCRPも同時に測定することが推奨される。

❸ 転移性腎癌の予後予測モデル

転移性腎癌におけるサイトカイン療法の治療成績に関する大規模検討において，米国のMemorial Sloan Kettering Cancer Center(MSKCC)による予後予測モデルが開発され広く使用されている。MSKCCリスク分類(表1)は，①全身治療開始までの期間，②Karnofsky Performance Status，③ヘモグロビン値，④血清補正カルシウム値，⑤血清LD値を5つの因子とし，1項目も該当がなければ低リスク群，1～2項目の該当であれば中リスク群，3項目以上の該当があれば高リスク群となる[2]。

近年，腎細胞癌に対する全身治療として種々の分子標的薬が開発され，さらに免疫チェックポイント阻害薬も保険適用となった。Hengらが二次治療まで分子標的薬治療を行った患者を対象に予後を評価したIMDCリスク分類(表2)は，MSKCCリスク分類から血清LDを除外し，好中球数と血小板数を評価項目に追加した6因子で評価を行う。1項目も該当がなければ低リスク群，1～2項目の該当であれば中リスク群，3項目以上の該当があれば高リスク群となる[3]。

これらの予後予測モデルは全身治療を開始する際に治療薬選択の指標となる。

表1 ▶ MSKCCリスク分類

予後因子	該当数	分類
① 腎癌の診断から全身治療開始までの期間が1年未満 ② Karnofsky Performance Status 80％未満 ③ Hb値が正常下限未満 ④ 血清補正カルシウム値が10 mg/dL以上 ⑤ 血清LD値が正常上限の1.5倍以上	0	低リスク (favorable risk)
	1〜2	中リスク (intermediate risk)
	3以上	高リスク (poor risk)

(文献2をもとに作成)

表2 ▶ IMDCリスク分類

予後因子	該当数	分類
① 腎癌の診断から全身治療開始までの期間が1年未満 ② Karnofsky Performance Status 80％未満 ③ Hb値が正常下限未満 ④ 血清補正カルシウム値が10 mg/dL以上 ⑤ 好中球数が正常上限以上 ⑥ 血小板数が正常上限以上	0	低リスク (favorable risk)
	1〜2	中リスク (intermediate risk)
	3以上	高リスク (poor risk)

(文献3をもとに作成)

膀胱癌／腎盂尿管癌

❶ 概説

　膀胱癌および腎盂尿管癌の90％は尿路上皮癌である．リスク因子として喫煙，シクロホスファミドやフェナセチンなどの薬剤，化学物質や染料などの職業性曝露が挙げられる．無症候性血尿で受診する場合が多く，中高年以上の肉眼的血尿は尿路悪性腫瘍を疑って診察する必要がある．尿細胞診検査は特異度が90％以上と非常に高いが，感度は50％以下である．膀胱癌に対しては膀胱鏡検査が最も確実で重要な検査である．腫瘍マーカーは尿細胞診に比して感度は高いものの特異性は低い．また，尿路感染や結石などの要因で偽陽性となりうるため注意が必要である．

❷ 尿中NMP22の使い方

　NMP22（核マトリックスプロテイン22）は，細胞核内に存在するNuMA（nuclear mitotic apparatus protein）が細胞死により可溶化型となり，体液中に出現した蛋白質であると考えられている。尿沈渣顕微鏡検査により赤血球が認められ，尿路上皮癌の患者であることが強く疑われる者に対するスクリーニングとして用いることができる。

　尿中NMPはカットオフ値12.0 U/mLで感度が60％程度と，やや高いものの，特異度は80％程度である。侵襲の高い検査を行う対象を絞り込むための補助検査として尿細胞診検査との併用が有用であると言える。

❸ 尿中BTAの使い方

　尿中膀胱腫瘍抗原（bladder tumor antigen：BTA）は，膀胱癌細胞から分泌されるプロテアーゼにより上皮基底膜が破壊された際，断片化された基底膜成分が尿中に形成した複合体を検出する方法である。膀胱癌であると既に確定診断のついた患者に対して，膀胱癌再発の診断目的に使用できるが，スクリーニングとして用いることは保険上認められていない。感度は57％程度と言われている。

❹ その他の腫瘍マーカーの使い方

　尿中サイトケラチン8・サイトケラチン18（尿中CK8・CK18）は上皮細胞の細胞骨格を構成する中間径フィラメントであり，健常人と比較して早期の膀胱癌患者の尿中に有意に増加していることが報告された。尿中NMP同様に尿路上皮癌のスクリーニングとして用いることができる。

　塩基性フェトプロテイン（basic fetoprotein：BFP）はヒト胎児血清，腸および脳組織抽出液中に認められる塩基性蛋白である。尿細胞診や他の

尿中腫瘍マーカーと比較して感度・特異度ともに劣るため有用性は低い。

精巣腫瘍

❶ 概説

　精巣腫瘍のうち90％以上は精母細胞から発生する胚細胞腫瘍（germ cell tumor：GCT）であり，セミノーマ（精上皮腫）と非セミノーマに大別される。好発年齢は20〜30歳代と若年者に多い。治療の原則は，まず，高位精巣摘除術を行い病理検査にて組織型を確定する。

　精巣腫瘍の病期診断，治療効果判定および経過観察において腫瘍マーカーの測定は必須である。AFP，hCG，LDのほか，必要に応じてBFP，CEA，CA19-9，NSEの測定も行う。半減期に則って腫瘍マーカーが陰性化しない場合には，転移巣があるものと考えて転移巣検索を行う。非セミノーマにおいて，たとえ画像上で転移部位を確認できなかったとしても，術後腫瘍マーカー高値を示す場合には日本泌尿器科学会病期分類のⅢ0期に相当し30％の再発が見込まれるため，BEP療法3コースないしはEP療法4コースを行うことが推奨されている[4]。また，転移を有する精巣腫瘍に対しては，治療前予後予測モデルであるIGCC分類（表3）が国際的に最も広く用いられている。IGCC分類ではセミノーマと非セミノーマで，それぞれ転移部位および腫瘍マーカーの値に応じてgood prognosis, intermediate prognosis, poor prognosisに分類される。ただしセミノーマにはpoor prognosisは存在しない。IGCC分類の注意点としては，腫瘍マーカーの値が化学療法直前の値であること，hCGの値はintact hCGでありfree-β hCGには適用できないことが挙げられる。精巣腫瘍診療ガイドラインにおいては，標準的化学療法としてgood prognosisに対しBEP療法3コースないしはEP療法4コース，intermediate/poor prognosisに対しBEP療法4コースを行うことが推奨されている[4]。

表3 ▶ IGCC分類

非セミノーマ	セミノーマ
good prognosis	
・精巣または後腹膜原発で，肺以外の臓器転移なし かつ ・AFP＜1,000 ng/mL かつ hCG＜5,000 IU/L かつ LD＜1.5 xULN	肺以外の臓器転移なし 原発巣，LD値，hCG値を問わない
intermediate prognosis	
・精巣または後腹膜原発で，肺以外の臓器転移なし かつ ・1,000 ng/mL ≦ AFP ≦ 10,000 ng/mL または5,000 IU/L ≦ hCG ≦ 50,000 IU/L または1.5 xULN ≦ LD ≦ 10 xULN	肺以外の臓器転移あり 原発巣，LD値，hCG値を問わない
poor prognosis	
・縦隔原発または肺以外の臓器転移あり または ・AFP＞10,000 ng/mL または hCG＞50,000 IU/L または LD＞10 xULN	該当なし

(文献4をもとに作成)

❷ AFPの使い方

α-胎児蛋白（alpha-fetoprotein：AFP）は，胎児血清中に発見された糖蛋白であり，正常妊娠によっても高値を示すことがある。AFPの半減期は約5日である。AFPは精巣腫瘍においては胎児性がん，未熟奇形種，卵黄嚢腫，またはこれらの組織を含む混合性腫瘍で上昇するほか，肝臓癌，肝硬変，肝炎などの肝疾患でも上昇するため，これらの疾患の除外が必要となる。悪性腫瘍の場合にはAFPレクチン分画のAFP-L3分画比が上昇する。しかしセミノーマや絨毛癌ではAFPが上昇することはない。その

ため仮に摘出精巣の組織型がセミノーマと診断され，病理組織の再検索によってセミノーマ以外の組織成分が認められなかったとしても，AFP陽性の場合には非セミノーマとして取り扱うことが精巣腫瘍取扱い規約に記載されている[5]。

❸ hCGの使い方

　ヒト絨毛性性腺刺激ホルモン（human chorionic gonadotropin：hCG）は胎盤の合胞体栄養膜細胞から産生される。半減期は約24時間とされる。hCGはαサブユニットおよびβサブユニットからなるが，hCGが上昇する病態ではαサブユニットと結合していないfree-β hCGが豊富に存在する。hCG測定キットにはαサブユニットとβサブユニットが結合したhCG（単位：IU/L）を測定するもの，free-β hCG（単位：ng/mL）のみを測定するもの，hCGとして存在するβ hCGとFree-β hCGを併せたtotal-β hCG（単位：ng/mL）を測定するものがあり，同時に測定を行うことは保険適用外である。そのため，経過を追う際には同一のキットで測定を行うことが望ましい。ただし前述したようにfree-β hCGはIGCC分類に適用できないため，少なくとも化学療法開始前にはαサブユニットとβサブユニットが結合したhCG（単位：IU/L）を測定することが必須である。

❹ LDの使い方

　乳酸脱水素酵素（lactate dehydrogenase：LD）は精巣腫瘍に特異的なマーカーではないが，陽性率は50％と比較的高く，腫瘍病勢とも連動することが多い。特にセミノーマの場合は特異的マーカーが存在しないため有用であるが，LDの上昇を伴う他の疾患を鑑別しておく必要があり注意を要す。LDにはLD1～5までのアイソザイムが存在しており，精巣腫

瘍においてはLD1，2が上昇する場合が多い。

【引用文献】
1) Saito K, et al:Impact of C-reactive protein kinetics on survival of patients with metastatic renal cell carcinoma. Eur Urol. 2009;55(5):1145-53.
2) Motzer RJ, et al:Interferon-alfa as a comparative treatment for clinical trials of new therapies against advanced renal cell carcinoma. J Clin Oncol. 2002;20(1):289-96.
3) Ko JJ, et al:The International Metastatic Renal Cell Carcinoma Database Consortium model as a prognostic tool in patients with metastatic renal cell carcinoma previously treated with first-line targeted therapy:a population-based study. Lancet Oncol. 2015;16(3):293-300.
4) 日本泌尿器科学会，編：精巣腫瘍診療ガイドライン2015年版．第2版．金原出版，2015, p8.
5) 日本泌尿器科学会，編：泌尿器科・病理 精巣腫瘍取扱い規約．第3版．金原出版，2005, p10-1.

▷ 4章　各腫瘍での臨床検査の使い方

9 内分泌腫瘍

髙野　徹

表1 ▶ 内分泌腫瘍の代表的腫瘍マーカー・遺伝子検査

腫瘍	代表的腫瘍マーカー・遺伝子検査
甲状腺乳頭癌・濾胞癌	サイログロブリン（Tg）
甲状腺髄様癌	CEA，カルシトニン（CT）
MEN2	*RET*遺伝子変異
副腎癌	DHEA-S

甲状腺乳頭癌・濾胞癌

❶ 概説

　濾胞上皮由来の甲状腺癌には甲状腺乳頭癌・濾胞癌・未分化がんがある。このうち，未分化がんは稀な腫瘍であるが非常に悪性度が高く，発見された場合，1年以内にがん死することが多い。これに対して，分化がんと呼ばれる乳頭癌と濾胞癌の5年生存率は90％程度であり予後は良好である。また女性に多いという特徴がある。潜在的な甲状腺癌は非常に頻度が高く，超音波で検出可能なレベルの甲状腺癌は成人の0.5〜0.7％に存在するとされる。近年，種々の画像検査法の発達により，小さな甲状腺癌が偶発的に発見される機会が増えてきた。また2011年の福島第一原発事故の後，未成年の福島県民全員を対象にして甲状腺超音波検査によるスクリーニングが実施されたが，2,700人に1人という高い頻度で甲状腺癌が発見された。このことから，超音波検査でしか見つからないような潜在性の甲状腺癌は子どもの頃から比較的高頻度に存在していることがわかってき

た。しかし，実際に甲状腺癌でがん死する例は主に50歳以上に限られ，しかも，がん死例は少ない。すなわち，これらの潜在がんのほとんどは一生涯無害のまま経過する。したがって，甲状腺乳頭癌・濾胞癌については，小さいうちからの早期発見の意義はほとんどないと考えられる。これらのがんに対する腫瘍マーカーが活躍する場は，術前の鑑別診断ではなく，主として術後の経過観察である。

❷ サイログロブリン (Tg) の使い方[1]

　サイログロブリンは甲状腺特異的に発現する660 kDの巨大蛋白であり，主に甲状腺濾胞内に存在し，甲状腺ホルモンの材料となる。サイログロブリンは甲状腺濾胞上皮細胞で産生されるが，濾胞上皮由来で高分化な腫瘍に発現を認める。甲状腺癌においては乳頭癌・濾胞癌では発現しているが，低分化な未分化がんと発生母地を異にする髄様癌では発現していない。

　サイログロブリンは正常甲状腺組織からも産生され，甲状腺・橋本病などの甲状腺の自己免疫疾患や，濾胞腺腫・腺腫様甲状腺腫などの良性疾患でも高値となる。したがって，サイログロブリンは腫瘍の良悪鑑別には原則役に立たない。唯一の例外としては濾胞癌を疑う例において1,000 ng/mLを超える場合は，濾胞癌の可能性が高いとされている。特に濾胞癌で骨転移を有する場合は非常に高値を示す。

　サイログロブリンは，がんの診断がつき甲状腺全摘術を受けた患者の経過観察の局面で有用である。特に，甲状腺全摘術を受け[131]I内用療法により残存甲状腺組織の破壊を完了した患者は，本来は体の中にサイログロブリンを産生する細胞はないはずであり，この時点で血中サイログロブリンが検出される場合は，腫瘍細胞の残存が証明される。術後に定期的にサイログロブリンの測定を繰り返すと，サイログロブリンの量が2倍になる期間（thyroglobulin doubling time）の計測が可能となる[2]。この期間が短い場合，腫瘍の増大のペースが速いことになり，予後不良のマーカーで

ある。

　遠隔転移巣の治療には^{131}I内用療法が用いられるが，^{131}Iは腫瘍細胞中のサイログロブリンに結合することで腫瘍細胞内にとどまるため，サイログロブリンを発現していない腫瘍細胞には効果が薄い。したがって，転移巣の体積に比較して，血中サイログロブリンの値が低い腫瘍に対しては^{131}I内用療法の治療効果は期待しがたい。^{131}I内用療法などを施行した場合，治療が有効であると施行後のサイログロブリンは著明に低下する。また，CTなどの画像上遠隔転移巣の増大が明らかであるにもかかわらず，サイログロブリンがそれに応じて増加しない場合は，低分化な成分の腫瘍細胞割合が増えていることが予想され，予後不良の徴候である。

　血中サイログロブリンの値は，TSH依存性に上昇するので，期間を空けてサイログロブリンの値を比較する場合，TSHの値がほぼ同じになっていなければならない。甲状腺全摘後の患者は，通常，甲状腺ホルモン剤をやや過剰に内服することによってTSHを抑制しているので，TSHが抑制された条件下での測定となる。サイログロブリンを測定する場合は抗サイログロブリン抗体(TgAb)を同時に測定する。サイログロブリン測定法として汎用されているELISAでは，血中にTgAbが共存していると，干渉を受けて見かけ上低値を示すからである。したがって，TgAbを有している患者の血中サイログロブリン値を正確に測定することはできない。このような場合，TgAbの推移を見ることでTgAb自体を腫瘍マーカーとして使用できる可能性が指摘されている。甲状腺全摘後に腫瘍細胞が存在しなければ，サイログロブリンは存在せず，刺激となる抗原が存在しないことになり，通常TgAbは減少していくはずである。これが減少しないか，または増加する場合，腫瘍細胞の残存あるいは残存腫瘍の増大の可能性がある。

甲状腺髄様癌

❶ 概説

　甲状腺髄様癌は全甲状腺癌の1～2％程度を占める比較的稀な腫瘍である。他の甲状腺腫瘍とは発生母地を異にし，C細胞（傍濾胞細胞）由来である。組織学的には充実性の増殖を示し，間質のアミロイド沈着と高頻度の頸部リンパ節転移を特徴とする。C細胞は神経堤由来であるため，髄様癌は膵腫瘍やカルチノイドなどに類似した内分泌的機能や病理組織学的特徴を有し，カルシトニン，CEA，その他のホルモンやポリペプチドを産生する。遺伝型と散発型の2つの発生形態があり，遺伝型の場合は多発性内分泌腺腫症2型（multiple endocrine neoplasia type 2：MEN2）の一部である場合と，他の腫瘍や過形成の合併を伴わない家族性髄様癌（familial medullary thyroid carcinoma：FMTC）である場合がある。遺伝性髄様癌の原因遺伝子として*RET*が同定されている。

❷ カルシトニンの使い方[1]

　カルシトニンはC細胞で特異的に産生される蛋白であり，血清カルシトニンの異常高値は甲状腺髄様癌の存在を強く示唆する。しかし，全甲状腺癌に占める髄様癌の割合は低いため，甲状腺癌を疑うすべての患者にスクリーニング的にカルシトニンの測定を実施するのは望ましくない。①細胞診やエコーで髄様癌を疑う所見がある場合，②家族歴から遺伝性の甲状腺癌を疑う場合，に限って測定するべきである。ただし，髄様癌の中には超音波検査や細胞診での診断が非常に困難な症例もある。少しでも疑う場合は積極的に測定すべきである。また血中CEAが高値で消化管由来のがんの存在が疑えず，甲状腺に結節を認める場合も測定する意義はある。またサイログロブリンと同様に，甲状腺髄様癌の術後にカルシトニンを定期的

に測定しておくと，再発の早期検出に役立つ。また，術後カルシトニンが検出感度以上である場合は，カルシトニンが倍加する時間（calcitonin doubling time）を計算することができる。calcitonin doubling timeが短いほど，腫瘍の増大スピードが速いことになり予後は悪い。

多発性内分泌腺腫症2型（multiple endocrine neoplasia type 2：MEN2）[3]

❶ 概説

甲状腺髄様癌は非常に稀な腫瘍であるが，その30％はMEN2の部分症として発症する。MEN2はMEN2A，MEN2Bにわけられる。FMTCは2015年の米国甲状腺学会のガイドラインではMEN2Aの亜系として扱われている。MEN2患者はほぼ全例，成人前よりC細胞の過形成と小さな髄様癌を発生するが，臨床症状を呈するのはおおむね40歳代以降である。MEN2に伴う髄様癌の80％は多発性である。MEN2患者の60％は褐色細胞腫を伴う。MEN2Bでは思春期以降発症する眼瞼，舌，口唇に発生する神経粘膜腫が特徴的である。また，多くの症例で手足が相対的に長く痩せ型の体型（Marfan症候群様体型）を呈する。厚生労働省研究班による診断基準を表1に示す。

❷ *RET*遺伝学的検査の使い方[4]

*RET*は遺伝性髄様癌の唯一の原因遺伝子である。*RET*蛋白はチロシンキナーゼドメインを有する1回膜貫通型受容体蛋白であり，結合するリガンドとしてはTGF-βスーパーファミリーに属する増殖因子であるグリア細胞株由来神経栄養因子（glial cell line-derived neurotrophic factor：GDNF）が知られている。GDNFの結合にはGDNF family receptor α1

表1 ▶ MEN2の診断基準

1. 以下のうちいずれかを満たすものをMEN2（MEN2AまたはMEN2B）と診断する
①甲状腺髄様癌と褐色細胞腫を有する ②上記2病変のいずれかを有し，一度近親者（親，子，同胞）にMEN2と診断された者がいる ③上記2病変のいずれかを有し，*RET*遺伝子の病原性変異が確認されている
2. 以下を満たすものをFMTCと診断する
家系内に甲状腺髄様癌を有し，かつ甲状腺髄様癌以外のMEN2関連病変を有さない患者が複数いる（注：1名の患者の臨床像をもとにFMTCの診断はできない。MEN2Aにおける甲状腺髄様癌以外の病変の浸透率が100％ではないため，血縁者数が少ない場合にはMEN2AとFMTCの厳密な区別は不可能である。MEN2Bは身体的な特徴からMEN2AやFMTCと区別できる）
*RET*遺伝子変異が同定された患者の血縁者で，発症前遺伝子診断によって変異が同定されたが，まだいずれの病変も発症していない者を"未発症*RET*変異保有者（キャリア）"と呼ぶ

（文献4をもとに作成）

（GFRα1）が必要であり，2量体を形成したGDNFがGFRα1を介して*RET*に結合することで*RET*のチロシンキナーゼが活性化され，細胞内へシグナルが伝達される。*RET*は胎生期には神経組織・副腎髄質細胞・C細胞・腎で発現し，これらの組織の正常な発生・発達に重要な働きをしているものと推測されている。*RET*，*GDNF*，*GFRα1*のノックアウトマウスは腎の低形成，腸管神経の消失，神経軸索伸長の異常などを呈して，生後すぐに死亡する。MEN2患者では，ほぼ例外なく*RET*遺伝子のミスセンス変異が認められる。このような変異は*RET*のチロシンキナーゼを活性化するように働き，変異の部位によって患者の臨床像は異なる。変異はMEN2Aではシステインリッチ細胞外ドメイン（exon10，11），MEN2Bでは細胞内チロシンキナーゼドメイン（exon16）に集中している。国内外の診療ガイドラインでは，すべての甲状腺髄様癌について*RET*遺伝子診断を行ってMEN2の有無を確認することを推奨している。家族歴がない甲状腺髄様癌の患者でも7％に*RET*遺伝子変異が見つかる。平成28年度

の診療報酬改定により，甲状腺髄様癌に対する*RET*遺伝学的検査が保険適用となった。ただし，この検査の保険病名は甲状腺髄様癌であり，診断が確定した患者にのみ保険適用となり，褐色細胞腫の患者や*RET*遺伝子変異を有する患者の血縁者は保険適用とならない。わが国では，非遺伝性の髄様癌の場合は部分切除にとどめる場合が多いため，術式の選択の上で，この検査は必要である。遺伝学的検査の実施については，日本医学会のガイドラインに従う必要がある。このガイドラインでは，既に発症している患者に対する遺伝学的検査の実施にあたっての説明・同意取得は原則として主治医が行うこととしているが，血縁者の発症前診断については事前に遺伝医学の専門家による遺伝カウンセリングが必要としている。髄様癌と診断された患者に対して*RET*遺伝子変異の検査を実施し，変異ありとされた場合，必然的に血縁者に大きな影響を及ぼすことになる。したがって，変異陽性との結果が出た場合に備えて，適切な遺伝カウンセリングができるような体制を，検査を実施する前にあらかじめ整えておく必要がある。

副腎癌

❶ 概説

　副腎癌はきわめて稀ながんであり，その病態はまだはっきりわかっていない点が多い。副腎癌に特徴的な症状はないが，がんが進行して腫大することにより腹部の腫瘤を形成する。また，腹痛，便秘，嘔気が出現する。副腎癌は早期に発見されることは稀であり，発見された時点で，多くは5 cmを超える腫瘍となっている。腫瘍が副腎由来のホルモンを過剰産生する場合は，高血圧・糖尿病・肥満といったホルモン異常に由来する症状を呈することもある。近年は超音波，CTなどの画像検査の際に偶発的に発見される例もある。CT検査では5 cm以上の場合はがんを疑い，3 cm未満の場合は良性を疑う。周囲が不規則で浸潤を疑う場合，造影剤の取り

込みが良く，内部が不均一に染まり，かつ造影剤の排泄が遅い場合もがんを疑う．副腎と同様のホルモンを過剰産生するがんの場合，血中アルドステロン，コルチゾル，デヒドロエピアンドロステロン硫酸塩(DHEA-S)，テストステロン，アドレナリン，ノルアドレナリンなどが異常高値となることがある．

❷ DHEA-Sの使い方[5]

　ステロイド合成酵素のうち，副腎アンドロゲンであるデヒドロエピアンドロステロン(DHEA)をDHEA-Sに変換するDHEA sulfotransferase (DHEA-ST)は，副腎皮質腺腫ではあまり発現がみられないが，副腎皮質癌では高頻度に発現し，その結果，血中DHEA-Sが高値となる．したがって，DHEA-Sは副腎皮質癌の良い腫瘍マーカーとなる．

【引用文献】

1) 日本甲状腺学会, 編：甲状腺結節取扱い診療ガイドライン2013. 南江堂, 2013, p120-4, p125-9.
2) Miyauchi A, et al：Prognostic impact of serum thyroglobulin doubling-time under thyrotropin suppression in patients with papillary thyroid carcinoma who underwent total thyroidectomy. Thyroid. 2011；21(7)：707-16.
3) 櫻井晃洋：遺伝性甲状腺癌. 別冊・医学のあゆみ 甲状腺疾患のすべて. 2018：85-90.
4) 日本内分泌学会：多発性内分泌腫瘍症診断の手引き. 2012.
   [https://square.umin.ac.jp/endocrine/rinsho_juyo/pdf/MEN.pdf]
5) 鈴木　貴, 他：副腎皮質癌の病理. 日内分泌・甲状腺外会誌. 2013：30(1)：36-40.

5章 がんと遺伝子検査

▷5章 がんと遺伝子検査

1 遺伝子関連検査総論

前川真人

はじめに

　がんのバイオマーカーは，disease based biomarkerとdrug based biomarkerの2つに大別できる。前者はがんの診断やタイプ分類であり，後者は治療法の選別や予後の推定，副作用予測などである。これらは，個別化治療，がん治療の副作用予測因子，高価な治療薬を無駄に使わない，有害事象を抑えるなどの目的をもって行われ，特に治療標的としての利用が増えてきている。すなわち，がん細胞で多く作られる物質や遺伝子に対する分子標的療法がそれであり，その治療方法が有効かどうかは標的となる分子が，そのがん細胞で発現亢進しているかどうかによって決まる。このdrug based biomarkerとして，遺伝子の変異が活用されている。

遺伝子関連検査とは

　遺伝子関連検査は表1，2に示したように，病原体遺伝子検査，ヒト体細胞遺伝子検査，ヒト遺伝学的検査，の3つに大別できる。これら3つともがんと関連することは，本書の内容からもおわかり頂けよう。

　ウイルスや細菌などが，がんと深い関係にあり，その病原体の存在が，がん発症においてきわめてハイリスクであるものについては，1，2章で述べられたHBV，HCV，HPV，HTLV-1，ピロリ菌などがあり，それらの感染者は，対応するがんのスクリーニング検査ではなく，精密検査で対応していく必要がある。

　ヒト体細胞遺伝子検査は，がん細胞に生じた遺伝子異常を調べる検査

表1 ▶ 遺伝子関連検査は3つにわけられる

病原体遺伝子検査（病原体核酸検査）	
病原体の核酸（DNA，RNA）を検出，定量，解析する検査	
ヒト体細胞遺伝子検査	
がん細胞特有の遺伝子の構造異常などを検出する遺伝子検査および遺伝子発現解析など，疾患病変部に限局し，病状とともに変化しうる一時的な遺伝子情報を調べる検査	
ヒト遺伝学的検査（生殖細胞系列遺伝子検査）	
単一遺伝子疾患，多因子疾患，薬物などの効果・副作用・代謝，個人識別に関わる遺伝学的検査など，ゲノムおよびミトコンドリア内の原則的に生涯変化しない，その個体が生来的に保有する遺伝学的情報を明らかにする検査	

表2 ▶ がんにおける遺伝子関連検査

分類	該当例	例
病原体核酸検査	発がんに関係した病原性微生物の核酸検出	HCV，HBV，HIV，HTLV-1，HPV，*Helicobacter pylori*
ヒト体細胞遺伝子検査	腫瘍細胞に由来する遺伝子	腫瘍マーカーmRNA（*AFP*，*CEA*，*WT1*），腫瘍の遺伝子変異（*EGFR*，*TP53*），マイクロサテライト不安定性，キメラ遺伝子（遺伝子の再構成），メチル化DNA，miRNA
ヒト遺伝学的検査	遺伝性腫瘍の原因遺伝子の変異検出	*APC*，*MLH1*，*MSH2*，*TP53*，*WT1*，*P16*，*RET* など

で，がんの診断確定と有効な抗がん剤の選択，予後推定の目的で使用されている。

ヒト遺伝学的検査は，親から子に遺伝し，生涯変化しない生殖細胞系列の遺伝子検査であり，がんとの関わりは遺伝性腫瘍であり，また薬物代謝酵素の遺伝子多型である。

がん細胞の遺伝子検査（ヒト体細胞遺伝子検査）

　がん細胞そのものの遺伝子異常を調べる検査であり，主な目的はその患者に適した治療法の選択である。他には診断と予後推定の目的がある。白血病の型分類などは診断目的でもあり，治療法の選択にもつながる。肺癌診療ガイドラインなども，どの遺伝子の異常なのかによってアルゴリズムが分類される。上皮成長因子受容体（EGFR）の変異などは，変異の種類によっても生物学的な性状が異なり，薬剤の選択を変えたほうがよいという意見も出ているため，将来的に，どの遺伝子のどこにどのような遺伝子異常があるのかを把握した上で治療方針を決める方向に進むことが考えられる。

　近年開発された抗がん剤は，がん細胞が獲得した遺伝子変異により活性化した分子や，遺伝子増幅などにより発現亢進した分子，融合遺伝子などを標的とする薬剤（分子標的薬）が多い。たとえばイマチニブ（グリベック®）は，CMLなどで22番染色体と9番染色体との相互転座によって形成される融合遺伝子産物BCR-ABLの酵素（チロシンキナーゼ）活性を抑制する薬剤である。したがって，この転座を持つ白血病で高い有効性を示す。また，*EGFR*の遺伝子産物を標的とするゲフィチニブ（イレッサ®）やエルロチニブ（タルセバ®）は，*EGFR*遺伝子に変異を持つ非小細胞肺癌で効果が高い。*ERBB2/HER2*遺伝子がコードする受容体蛋白質を標的とする抗体薬トラスツズマブ（ハーセプチン®）は，*ERBB2/HER2*の遺伝子増幅がある乳癌や胃癌に有効である。このように，分子標的薬の効果に関係する遺伝子の検査は，それぞれの薬剤を選択する上で必須のものとなっており，コンパニオン診断と呼ばれる。新しいがんのバイオマーカーと言えよう。コンパニオン診断については，次項（☞5章-2）で解説されるので，それを参考にされたい。

　がん細胞に生じている遺伝子異常を網羅的に調べる，がんゲノム検査が2017年から推進され，特にがん遺伝子パネル検査が先進医療として承認

され(国立がん研究センター,東大,阪大),がんゲノム中核拠点病院と連携病院が承認されている。この話題も他項(☞5章-3)で後述する。パネル検査から全エキソーム,全ゲノムの検査に将来進んでいく場合に,がんのバイオマーカーとしての意義づけも含めて考える必要がある。

遺伝学的検査

　薬理遺伝学的な検査として,抗がん剤の副作用の程度を推測するUDPグルクロン酸転移酵素(UGT1A1)の遺伝子多型検査がある。これは,イリノテカン(カンプト®,トポテシン®)の副作用を予測するものであり,がんのバイオマーカーではないが,がん治療との関係で記載した。薬理遺伝学的検査として唯一,保険収載されている。

　遺伝性腫瘍の原因遺伝子変異をつきとめることは,究極のがんの予知・発見につながる(表3)。たとえば乳癌の腫瘍マーカーとされるCA15-3は再発のモニターとして使用すべき,とされている。日常使用している他の多くの腫瘍マーカーも,ほとんどはモニタリングに意義があるとされている。では,早期発見や予防には何があるのか。実質的には,まだ定かなバイオマーカーはないと言える。しかし,遺伝性腫瘍の原因を知るための遺伝学的検査は,リスク診断を通じてがん予防につながるとされる。すなわち,発症者にとっては次のがんの予測,同じ遺伝子変異を共有する家系内非発症者にとっては,将来のがん発生,対応方法を知り,究極の予防と早期発見に努めることができる。

　遺伝性腫瘍の遺伝学的検査のうち,甲状腺髄様癌に対する*RET*遺伝子検査と網膜芽細胞腫に対する*RB1*遺伝子検査は保険収載されたが,それ以外はまだ保険適用されていない。遺伝性乳癌卵巣癌症候群(hereditary breast and ovarian cancer:HBOC)や家族性大腸腺腫症(familial adenomatous polyposis:FAP),リンチ症候群などの遺伝学的検査は自費や研究ベースで行われている。遺伝学的検査であるため,専門家が関

表3 ▶ 主な遺伝性腫瘍

腫瘍名	病名	原因遺伝子	他に発生しやすいがん
大腸癌	家族性大腸腺腫症	APC	胃癌, 十二指腸癌, デスモイド腫瘍
	遺伝性非ポリポーシス大腸癌 (HNPCC), Lynch症候群	MLH1, MSH2, MSH6, MSH3, PMS2	子宮体癌, 卵巣癌, 胃癌, 小腸癌, 腎盂癌, 尿管癌
乳癌	遺伝性乳癌卵巣癌症候群 (HBOC)	BRCA1, BRCA2	卵巣癌, 前立腺癌, 膵癌
骨肉腫	Li-Fraumeni症候群	TP53	白血病, 脳腫瘍
内分泌系の癌	多発性内分泌腫瘍1型	MEN1	下垂体腫瘍, 副甲状腺腫瘍, 膵腫瘍
	多発性内分泌腫瘍2型	RET	甲状腺髄様癌, 副甲状腺腫瘍, 褐色細胞腫
	遺伝性褐色細胞腫・傍神経節腫症候群 (HPPS)	SDHD, SDHB	褐色細胞腫, 傍神経節腫
腎臓の癌	腎芽腫 (Wilms腫瘍)	WT1	
脳腫瘍	von Hippel-Lindau症候群	VHL	小脳・延髄・脊髄・網膜の血管芽細胞腫, 腎癌
皮膚癌	家族性悪性黒色腫	CDK4, P16	悪性黒色腫
眼の癌	網膜芽細胞腫	RB	

与し適切な遺伝カウンセリングを提供した後に実施されなければならないのはもちろんである。

　めずらしい例として，HBOCの原因遺伝子とされる*BRCA1*と*BRCA2*の生殖細胞系列変異を調べることで，薬剤の効果判定ができる．すなわち，*BRCA1/BRCA2*の変異を検出することによってPARP阻害薬であるオラパリブの有効性を調べ，治療方針を選択することができ[1]，2018年6月にBRACAnalysis診断システムが保険収載された．

がんの体液診断（リキッドバイオプシー）

　いわゆるがんのバイオマーカーを測定するものであるが，2011年の循環腫瘍細胞のワークショップ報告でリキッドバイオプシーという言葉が使用され（組織の生検に対して，血液中の腫瘍細胞を生検するところから），2012年頃から循環血中の腫瘍細胞由来の遺伝子異常をとらえることをリキッドバイオプシーと呼んでいる．その後，液性試料を対象としたバイオプシーを包括してリキッドバイオプシーという名前が使用されている[2]．

　リキッドバイオプシーの目的と臨床的意義は，基本的には腫瘍マーカーと同じであるが，まとめると表4のようになる．

　リキッドバイオプシーの対象となりうる試料には多種あるが，本項では血液や尿という臨床検査で日常扱われる試料に限定して記載する．解析対象は，血中循環腫瘍DNA（ctDNA：circulating tumor DNAまたはcfDNA：cell free DNA），マイクロRNA（miRNA）などのほかにも血中循環腫瘍細胞（circulating tumor cells：CTC），蛋白質，ペプチド，代謝産物などがあるが（☞付録1），本項ではctDNAについて概説する．ctDNAは，がん細胞が分泌もしくは，壊死やアポトーシスによって血液や尿に流出したがん細胞由来のDNAであり，正常細胞と配列やコピー数の異なるDNAをとらえることから，腫瘍の存在を推定することができる．コンパニオン診断薬によって特定の遺伝子異常を探索し，直接治療法の選定につなげることも可能である．たとえば，EGFRの「T790M」という遺伝子変異が検出されれば，そのT790M変異を標的とした分子標的

表4 ▶ リキッドバイオプシーの目的・意義

診断	スクリーニング（無症状），早期診断（有症状）
モニタリング	治療の経過観察（治療の有効性，進展）
治療法の選択	分子標的薬，免疫製剤など，患者ごとに有効な薬剤を選択
予後の推定	残存病変，再発リスク

薬であるオシメルチニブを選択することになる。また，cfDNAを試料として，がん遺伝子パネル検査などで広くがん関連遺伝子を調べることも行われている（☞5章-3）。

同じDNAの変化でも，シトシンのメチル化（いわゆるDNAメチル化）を指標としたバイオマーカーも開発されている。たとえば，血漿からメチル化SEPT9 DNAを検出するEpi proColon®検査（Epigenomics社）は大腸癌のマーカーとして米国食品医薬品局（Food and Drug Administration：FDA）に承認されており，米国予防医療専門委員会（U.S.Preventive Services Task Force：USPSTF）が発行したガイドラインで，中等度リスクで無症状の50～74歳の大腸癌スクリーニング検査としてGrade Aの推奨となっている。この検査による大腸癌検出の感度は73％，特異度は82％と免疫学的便潜血反応よりも良好な成果が得られている[3]。また，肝細胞癌と肝硬変のみの患者の選別にも有効であったという報告も出てきている[4]。他にも市販されているDNAメチル化診断薬もある（表5）。がん特異的なDNAメチル化を血液中からとらえることは，がんの早期診断にも期待されている。

表5 ▶ 臨床材料を用いたDNAメチル化診断薬

遺伝子	活用	腫瘍	試料	市販テスト（会社名）
SEPT9	早期発見	大腸	血液	Epi proColon® 1.0 (Epigenomics) ColoVantage® (Quest Diagnostics) RealTime mS9 (Abbott)
NDRG4, BMP3 (K-ras 変異)	早期発見	大腸	便	Cologuard® (Exact Sciences)
SHOX2	早期発見	肺	気管支洗浄液	Epi proLung® BL 1.0 (Epigenomics)
MGMT	予知	脳	腫瘍	PredictMDx™ Brain Cancer (MDxHealth)

おわりに

　遺伝子関連検査は多様な使用方法があり，これからのがん診療において，技術の進歩とともにますますその役割は増大していくと予測される。従来使用していた腫瘍マーカーとはひと味違った使用方法も可能であり，双方をうまく目的に応じて活用していくことが望まれる。

【引用文献】
1) Robson M, et al：Olaparib for Metastatic Breast Cancer in Patients with a Germline BRCA Mutation. N Engl J Med. 2017；377(6)：523-33.
2) Vilar E, et al：Cancer：Pinprick diagnostics. Nature. 2012；486(7404)：482-3.
3) Johnson DA, et al：Plasma Septin9 versus fecal immunochemical testing for colorectal cancer screening：a prospective multicenter study. PLoS One. 2014；9(6)：e98238.
4) Oussalah A, et al：Plasma mSEPT9：A Novel Circulating Cell-free DNA-Based Epigenetic Biomarker to Diagnose Hepatocellular Carcinoma. EBioMedicine. 2018；30：138-47.

▷5章　がんと遺伝子検査

2　コンパニオン診断

中谷　中

コンパニオン診断薬とは？

　コンパニオン診断薬（companion diagnostic）という言葉は，2006年のNature Biotechnology誌上で初めてみられた[1]。ここでは，この診断法は特定の治療薬を探し出すことを容易にし，治療の個別化に活用されるだけでなく，臨床試験をより有効に，有用なものにすると述べられている[2, 3]。その後，コンパニオン診断薬の概念が注目されるようになり，2011年7月にアメリカ食品医薬品局（Food and Drug Administration：FDA）は，「特定の治療効果に最も有用である患者を見出し，重篤な副作用のリスクの増大する患者を見出し，対応する治療薬を安全で効果的に使うために，コンパニオン診断機器は絶対必要なものになる」というドラフトガイダンスを発出している[4]。

　わが国では2012年4月に，医薬品医療機器総合機構（Pharmaceuticals and Medical Devices Agency：PMDA）がコンパニオン診断薬に関わる問題点を整理し，必要なガイドラインなどの作成を行うことを目的として，関連部署横断的なコンパニオン診断薬プロジェクトを設置している。その後，厚生労働省は『医療イノベーション5か年戦略』という国家戦略に基づく「個別化医療」の推進にあたって，「治療薬の効果や副作用を予測するため，あらかじめ患者の血液などを採取して遺伝子情報などを調べる検査薬（コンパニオン診断薬）について，実用化のための研究を推進する。特に新薬については，コンパニオン診断薬との同時開発・同時審査を推進する」と記述し，コンパニオン診断薬に対する前向きな取り組み姿勢を打ち出した[5]。また，コンパニオン診断薬の定義については様々な解釈があ

るが,「薬食審査発0701第10号(平成25年7月1日):コンパニオン診断薬等及び関連する医薬品の承認申請に係る留意事項について」の中で, 以下のように定義されている[6]。

> コンパニオン診断薬等とは, 特定の医薬品の有効性又は安全性の向上等の目的で使用する次のいずれかに該当するものであって, 当該医薬品の使用に不可欠な体外診断用医薬品又は医療機器(単に疾病の診断等を目的とする体外診断用医薬品又は医療機器を除く。)であること。
> (1) 特定の医薬品の効果がより期待される患者を特定するための体外診断用医薬品又は医療機器
> (2) 特定の医薬品による特定の副作用について, それが発現するおそれの高い患者を特定するための体外診断用医薬品又は医療機器
> (3) 特定の医薬品の用法・用量の最適化又は投与中止の判断を適切に実施するために必要な体外診断用医薬品又は医療機器

これが現在に至るまで引用されており, 現在のPMDAのホームページには, コンパニオン診断薬とは「特定の医薬品の有効性や安全性を一層高めるために, その使用対象患者に該当するかどうかなどをあらかじめ検査する目的で使用される診断薬。例えば,「*ALK*融合遺伝子陽性の切除不能な進行・再発の非小細胞肺癌」という効能効果を有する抗がん剤の使用前に, その患者さんが*ALK*融合遺伝子陽性かどうかを検査するために用いる診断薬が該当します。」と記載されている[7]。このように, コンパニオン診断とは, 治療方針の決定のために, 患者の遺伝子的特徴やゲノム情報を調べる検査であり, 患者個人個人に最もふさわしい個別化薬物療法が提供されるとともに, 創薬を効率化させることになると期待されている。

分子標的薬の出現とコンパニオン診断

　がん診療において，1980年代以降，がん遺伝子やがん抑制遺伝子の発見により，がんが遺伝子疾患であることが証明され，これらのがんなどの病的細胞で特有な，あるいは過剰発現している特定の蛋白や遺伝子を標的として，がん細胞にのみ作用する抗がん剤の創薬が活発に進められてきた。こうした薬剤は「分子標的薬」と呼ばれ，1998年にFDAに認可された乳癌治療薬トラスツズマブがその端緒と言える。トラスツズマブは乳癌において高発現しているヒト上皮成長因子受容体2（human epidermal growth factor receptor2：HER2）に対するヒト化モノクローナル抗体薬である。一般にHER2遺伝子が増幅し，HER2蛋白が過剰発現している乳癌には，トラスツズマブの治療効果が高いことが示されたため，HER2発現を，蛍光 in situ ハイブリダイゼーション（fluorescence in situ hybridization：FISH）や免疫組織化学的検査法によって解析し，薬剤効果を予測し，投薬の是非を決定できることになった[8]。このような治療方針の決定のための体外診断薬がコンパニオン診断薬[9]のはじまりと呼ばれるようになった。現在では，がん遺伝子産物を主なターゲットとする抗体医薬や低分子化合物からなる分子標的薬が多数登場し，従来型の抗がん剤を凌ぎファーストラインとして使用されるようになってきている。分子標的薬は，標的分子や関連分子の分子特性によってその効果が規定されているため，コンパニオン診断薬が必須となってきている。

コンパニオン診断薬の進展

　2011年8月18日，FDAはメラノーマ治療薬ベムラフェニブと，ベムラフェニブの治療効果がある患者を鑑別する診断薬「コバス® BRAF V600変異検出キット」の製造販売を同時承認した。メラノーマの40～60％において，BRAFというMAPKKKに変異があり，BRAF変異の90％は，

600番目のアミノ酸であるバリン(V)がグルタミン酸(E)に変化(V600E変異)している。この変異によって，下流のマップ・キナーゼ経路が常に活性化された状態になり，細胞増殖が持続する。ベムラフェニブはBRAF V600E変異を有するメラノーマのBRAF活性を抑制し，抗腫瘍効果を発揮するため，BRAF V600E変異がある患者だけに有効であるので，がん細胞のBRAF V600Eを診断して，適用患者を選別するコンパニオン診断薬を同時認可した最初の例となった。

続く8月26日，FDAは，未分化リンパ腫キナーゼ(*ALK*)融合遺伝子により活性化されたALKを標的とした転移性非小細胞肺癌治療薬であるクリゾチニブと，*ALK*融合遺伝子を識別するための診断キット「Vysis® ALK Break Apart FISH プローブキット」との同時承認をした。両者は標的治療薬とコンパニオン診断薬についてのFDAのガイダンスに沿い，同時開発がなされ，同時申請されたものであった。このように，治療薬とコンパニオン診断薬が同時開発されるというスキームが実現されるようになった。

非小細胞肺癌の分子標的治療の最初となった上皮成長因子受容体(*EGFR*)遺伝子変異(〜40％)と比べて，*ALK*融合遺伝子は頻度が低く(3〜5％)，かつ融合遺伝子を直接には検出できないために，間接的にFISHあるいは免疫染色(immunohistochemistry：IHC)で検出しなければならないという問題があり，日本肺癌学会では「肺癌患者における*ALK*融合遺伝子検査の手引き」を作成し，IHCによるスクリーニング後，陽性例をFISHによって確認することを推奨してきた。2014年6月16日にIHCの体外診断薬として初めて，ニチレイバイオサイエンス社の「ヒストファイン ALK iAEP®キット」が製造販売承認され，8月28日に発売された。しかし同キットの使用目的は「アレクチニブの適用判断の補助」と限定されており，2014年7月4日に製造販売承認された第二のALK阻害薬であるアレクチニブのコンパニオン診断薬と位置づけられている。

その他，2018年5月現在，わが国で承認されているコンパニオン診断薬を表1に示す。

表1 ▶ わが国で承認されているコンパニオン診断薬（2018年5月現在）

No.	コンパニオン診断薬	使用目的	対応する医薬品（一般的名称）
1	ポテリジオ®テスト FCM* 〔協和メデックス〕	血液中の血球細胞表面上に発現するCCR4蛋白の検出〔モガムリズマブ（遺伝子組換え）の適応を判定するための補助に用いる〕	ポテリジオ®点滴静注20 mg（モガムリズマブ遺伝子組換え）〔協和発酵キリン〕
2	ポテリジオ®テスト IHC* 〔協和メデックス〕	組織，細胞中のCCR4蛋白の検出（モガムリズマブ（遺伝子組換え）の成人T細胞白血病リンパ腫，末梢性T細胞リンパ腫および皮膚T細胞性リンパ腫への適応を判定するための補助に用いる）	ポテリジオ®点滴静注20 mg（モガムリズマブ（遺伝子組換え）〔協和発酵キリン〕
3	コバス®BRAF V600変異検出キット* 〔ロシュ・ダイアグノティックス〕	がん組織から抽出したゲノムDNA中のBRAF遺伝子変異（V600E）の検出（ベムラフェニブの悪性黒色腫患者への適応を判定するための補助に用いる）	ゼルボラフ®錠240 mg（ベムラフェニブ）〔中外製薬〕
4	ヒストファイン ALK iAEP®キット* 〔ニチレイバイオサイエンス〕	がん組織，細胞中に発現するALK融合蛋白の検出（アレクチニブ塩酸塩の非小細胞肺癌患者への適応を判定するための補助に用いる）	アレセンサ®カプセル20 mg**, 40 mg**, 150 mg（アレクチニブ塩酸塩）〔中外製薬〕
5	Vysis®ALK Break Apart FISHプローブキット* 〔アボット ジャパン〕	がん組織，細胞中のALK融合遺伝子の検出（クリゾチニブ，アレクチニブ塩酸塩の非小細胞肺癌患者への適応を判定するための補助に用いる）	ザーコリ®カプセル200 mg, 250 mg（クリゾチニブ）〔ファイザー〕 アレセンサ®カプセル20 mg**, 40 mg**, 150 mg（アレクチニブ塩酸塩）〔中外製薬〕
6	THxID BRAF キット 〔シスメックス・ビオメリュー〕	がん組織から抽出したDNA中のBRAF遺伝子変異（V600EまたはV600K）の検出（ダブラフェニブメシル酸塩およびトラメチニブ ジメチルスルホキシド付加物の悪性黒色腫患者への適応を判定するための補助に用いる）	タフィンラー®カプセル50 mg, 75 mg（ダブラフェニブメシル酸塩）およびメキニスト®錠0.5 mg, 2 mg（トラメチニブ ジメチルスルホキシド付加物）〔ノバルティスファーマ〕
7	コバス® EGFR変異検出キットv 2.0 〔ロシュ・ダイアグノスティックス〕	がん組織または血漿から抽出したゲノムDNA中のEGFR遺伝子変異（T790M）の検出（オシメルチニブメシル酸塩の非小細胞肺癌患者への適応を判定するための補助に用いる）	タグリッソ®錠40 mg, 80 mg（オシメルチニブメシル酸塩）〔アストラゼネカ〕

(表1 つづき)

No.	コンパニオン診断薬	使用目的	対応する医薬品（一般的名称）
8	PD-L1 IHC 22C3 pharmDx「ダコ」〔アジレント・テクノロジー〕	がん組織，細胞中のPD-L1発現率の測定（非小細胞肺癌患者におけるペムブロリズマブ（遺伝子組換え）の適切な投与を行うための補助に用いる）	キイトルーダ®点滴静注20 mg, 100 mg〔ペムブロリズマブ（遺伝子組換え）〕〔MSD〕
9	OncoGuide® Amoy Dx® ROS1融合遺伝子検出キット〔理研ジェネシス〕	がん組織または細胞診検体から抽出したRNA中のROS1融合遺伝子mRNAの検出（クリゾチニブの非小細胞肺癌患者への適応を判定するための補助に用いる）	ザーコリ®カプセル200 mg, 250 mg（クリゾチニブ）〔ファイザー〕
10	ベンタナ OptiView ALK (D5F3)〔ロシュ・ダイアグノスティックス〕	がん組織または細胞中に発現するALK融合蛋白の検出（クリゾチニブまたはセリチニブの非小細胞肺癌患者への適応を判定するための補助に用いる）	ザーコリ®カプセル200 mg, 250 mg（クリゾチニブ）〔ファイザー〕 ジカディア®カプセル150 mg（セリチニブ）〔ノバルティスファーマ〕
11	MEBGEN RASKET™-Bキット〔医学生物学研究所〕	がん組織から抽出したゲノムDNA中のRAS (KRASおよびNRAS) 遺伝子変異の検出（セツキシマブ（遺伝子組換え）およびパニツムマブ（遺伝子組換え）の結腸・直腸癌患者への適応を判定するための補助に用いる）	アービタックス®注射液100 mg〔セツキシマブ（遺伝子組換え）〕〔メルクセローノ〕 ベクティビックス®点滴静注100 mg, 400 mg〔パニツムマブ（遺伝子組換え）〕〔武田薬品工業〕
12	BRACAnalysis診断システム〔Myriad Genetic Laboratories〕	本品は，全血から抽出したゲノムDNA中の生殖細胞系列のBRCA1またはBRCA2遺伝子変異を検出し，オラパリブの乳癌患者への適応を判定するための補助に用いられる	リムパーザ®錠100 mg, 150 mg（オラパリブ）〔アストラゼネカ〕
13	オンコマイン™ Dx Target Test CDx〔ライフテクノロジーズジャパン〕	がん組織から抽出したゲノムDNA中のBRAF遺伝子変異(V600E)の検出（ダブラフェニブメシル酸塩およびトラメチニブジメチルスルホキシド付加物の併用投与の非小細胞肺癌患者への適応を判定するための補助）	タフィンラー®カプセル50 mg, 75 mg（ダブラフェニブメシル酸塩）およびメキニスト®錠0.5 mg, 2 mg（トラメチニブ ジメチルスルホキシド付加物）〔ノバルティスファーマ〕

＊：平成26年(2014年)6月30日までに申請された体外診断用医薬品のうち，コンパニオン診断薬として評価された品目
＊＊：アレセンサ®カプセル20 mgおよび同カプセル40 mgは承認整理済み

コンパニオン診断薬の足かせ

　コンパニオン診断薬の概念は，治験で得られた有効性と安全性を一般臨床で再現するためには治験で使用されたものと同じ検査試薬が用いられる必要があるとの合理的な考え方に基づいている。すなわち検査薬と治療薬を一対のものとして承認していこうという当局の方針を反映したもので，クリゾチニブのコンパニオン診断薬は「Vysis® ALK Break Apart FISHプローブキット」であり，一方，アレクチニブではニチレイIHCとVysis FISHの両方がコンパニオン診断薬として承認された。アレクチニブの治験では商品化されていない別のFISHキットが使われたが，同等性試験の結果に基づきVysis FISHが承認されたという複雑な経緯がある。

　ニチレイIHCでスクリーニングの後にVysis FISHで確認してクリゾチニブを使用するとニチレイIHCが保険償還できない，あるいはVysis FISHで診断しクリゾチニブ治療が奏効した患者の二次治療以降には再度ニチレイIHCを施行しなければアレクチニブが使用できない，などといった医学的・科学的には不合理な事態の発生が懸念されている。日本肺癌学会は2014年（平成26年）9月，「ALK融合遺伝子のコンパニオン診断薬についての声明」として「日本肺癌学会と致しましてはコンパニオン診断薬の必要性を十分認識しつつも上記のような事例につきましては，正しく診断して安全な医療を提供する観点，医療費を抑制する観点からも，特に保険償還上柔軟な対応がなされますことを切に希望するものであります」とのコメントを出している[10]。

　英AstraZeneca社が開発し，わが国でも抗がん剤として2018年1月19日に再発性卵巣癌で製造販売承認を受けたオラパリブに関しては，コンパニオン診断薬と予定していた*BRCA1/2*の変異を検出する「BRACAnalysis診断システム」は，対象患者を鑑別するために義務づけられなかった。わが国で最も多い漿液性卵巣癌では，ゲノムDNAの2本鎖切断が修復できない変異を50％以上の患者が持つことが明らかとなったためである。

*BRCA1/2*の変異はそのうちの1/2を占め，残りは*CDK12*，*RAD51C*，*PTEN*など2本鎖切断を相同組換え修復を行う遺伝子の変異である。オラパリブはゲノムDNAのうち，片方の鎖，つまり1本鎖に生じた切断を修復する酵素PARPを阻害するため，2本鎖切断の修復ができないがん細胞は，オラパリブの投与でゲノムDNAの1本鎖切断も2本鎖切断も修復できなくなり，その結果，アポトーシスが誘導され，殺がん効果が期待される。*BRCA1/2*の変異がある患者だけにオラパリブの投与が限定されたならば，本来，オラパリブが奏効するはずの患者の半数に投与できなくなり，コンパニオン診断薬を義務づけると患者の治療機会を失ってしまうことになると思われる。がんの遺伝子変異プロファイルによっては，コンパニオン診断薬はかえって患者の治療機会を逸してしまうことになる。これは，がん組織の多様性を考慮すべきことを示している。

コンパニオン診断薬とコンプリメンタリー診断薬

近年注目されている免疫チェックポイント阻害薬PD-1抗体薬は，PD-L1の発現量によりその効果が予測できるとして，PD-L1免疫染色が有用であることが知られている。PD-L1免疫染色は2017年2月14日，N005（3）「PD-L1タンパク免疫染色（免疫抗体法）病理組織標本作製」として保険適用（2,700点）となっている。また，2種類の染色キット（PD-L1 IHC 22C3 pharmDx「ダコ」，PD-L1 IHC 28-8 pharmDx「ダコ」）が体外診断薬として認可を受けた。前者はペムブロリズマブのコンパニオン診断薬，後者はニボルマブ投与に対する体外診断薬である。

再発の場合，ペムブロリズマブ，ニボルマブともに治療に使用できる。しかし，ニボルマブでは組織型による効果有効性の違いがあるため，厚労省「最適使用推進ガイドライン」では施設基準・医師基準が設定され，非扁平上皮癌においてはPD-L1免疫染色を施行することが望ましい旨が記載されている。また，本来28-8はニボルマブに対する適応評価のために使

われるべきものだが，再検査が困難で22C3による染色が行われている場合は，その結果を参照できるとされている。一方，ペムブロリズマブを使った再発治療では，組織型や*EGFR*・*ALK*変異とは関わりなく22C3での免疫染色を行うことが必須となり，PD-L1免疫染色の実施年月日・検査結果（発現率）を記載することが求められている[11]。本来コンパニオンとしてペアであるべきは診断薬と治療薬ではなく，分子・遺伝子変異と治療薬であることは明らかである。診断薬と治療薬が1：1対応であるというコンパニオン診断薬の原則に囚われすぎると，様々な問題が出現してくる。

このような中で，コンプリメンタリー診断薬という概念が提唱されている。コンパニオン診断薬は「医薬品の安全性と有効性を担保するために，医薬品の投与に必須の診断薬」で，コンプリメンタリー診断薬は「医薬品の投与の際に参考となる情報を提供するが，必須の診断薬ではない」とされている。異なる抗体を用いたIHC検査の同等性試験が非常に困難であるために，このような解釈がなされたものと考えられる。PD-L1 IHC検査は積極的に臨床治験に組み入れられ，コンパニオン診断検査として開発が進められてきた経緯があるため，薬剤ごとに異なるコンパニオン診断テストが開発され，それらの診断基準も異なっている（表2）。たとえキットが同じであっても対象となるがん種（たとえば尿路上皮癌）などでは，その診断基準が異なる場合もあり，どのがん種でどの診断薬を用いるか区別する必要がある。

コンパニオン診断薬の現状

がんは臓器別に分類されているが，同じ臓器のがんであっても患者それぞれにがんの分子特性は異なっている。それぞれのがんの分子特性を明らかにすれば，最もふさわしい抗がん剤を選択することができ，効果的な治療が可能となっている。がんの分類も，治療を目的とした分子特性による分類が有用となってくるであろう。さらに有効ながん治療のために，コン

表2 ▶ 免疫チェックポイント阻害薬とPD-L1 IHC検査

薬剤名	ニボルマブ	ペムブロリズマブ	アテゾリズマブ	ダバルマブ	アベルマブ
製造会社	BMS	MERCK	ROCHE	AstraZeneca	Pfizer
抗体クローン	Dako28-8	Dako22C3	Ventana SP142	Ventana SP263	Dako 73-10
免疫染色プラットフォーム	Link48	Link48	BenchMark ULTRA	BenchMark ULTRA	Link48
評価細胞	腫瘍細胞	腫瘍細胞	腫瘍細胞および腫瘍浸潤免疫細胞	腫瘍細胞	腫瘍細胞
陽性細胞カットオフ値	≧1% ≧5% ≧10%	≧50%（一次治療） ≧1%（二次治療以降）	TC1/2/3 or IC1/2/3≧1%	≧25%	≧1%
米国での承認	コンプリメンタリー診断薬	コンパニオン診断薬	コンプリメンタリー診断薬	未承認	未承認
わが国での承認	体外診断薬	コンパニオン診断薬	未承認	未承認	未承認

パニオン診断のさらなる開発が求められている。

中外製薬が，がん遺伝子パネル検査「FoundationOneCDx™」を，コンパニオン診断薬として2018年3月16日に製造販売承認申請した。遺伝子パネル検査については後述されるが（☞5章-3），コンパニオン診断薬との違いは，その手法というより目的である。コンパニオン診断には想定される治療薬（標準治療薬）があり，その効果や副作用を予測し治療薬を選択するためのものであるが，がん遺伝子パネル検査は，標準治療がなく新たな治療薬を見出すためのものである。つまり，コンパニオン診断薬としての遺伝子パネル検査は，複数の標準治療薬の中で最適なものを選択するために複数の候補遺伝子を同時解析するために遺伝子パネルを利用するもので，マルチプレックス遺伝子検査の究極の形と言えよう。これに対し，現在進められているがん遺伝子パネル検査は，標準治療のないがんに対し

可能性のある治療薬を見出すための網羅的検査と言えよう。

　2018年9月10日，ファルコバイオシステムズはマイクロサテライト不安定性（MSI）を測定するコンパニオン診断薬（抗PD-1抗体薬ペムブロリズマブの局所進行性または転移性のがん患者への適応を判定するための補助に用いる）の製造販売承認を取得したことを発表した。MSI検査は，染色体不安定性を示すバイオマーカーであるMSI-HighをPCRで判定する遺伝子診断薬である。この申請に合わせて，MSDは局所進行性または転移性のMSI-High癌に対する効能・効果について，ペムブロリズマブの製造販売承認事項一部変更承認申請を行った。これはがん種によらずMSI-Highのがんであれば，ペムブロリズマブを投薬することを意味している。ファルコは既にPCRを活用したMSI解析を，がんを対象に事業化しており，保険点数も2,100点（悪性腫瘍遺伝子検査・マイクロサテライト不安定性検査）として認められている。実際には医療機器としては未承認のファルコが開発したキットで検査しており，わが国には，保険点数だけが収載されているラボ開発テスト（LDT）と医療機器として診断キットが認可された診断薬が両方存在することになる。今回の製造販売承認申請で，LDTがどうなるのか注目すべき点であると思われる。

　同年3月29日，AstraZeneca社は米Myriad Genetics社が開発した「BRACAnalysis診断システム」の国内における製造販売承認（外国製造医療機器）を獲得したと発表した。コンパニオン診断薬なしで，オラパリブは再発性もしくは進行性卵巣癌を適応症に，わが国で販売承認を得ているが，今後，BRCA1/2変異を持つ，幅広いがん種に対する治験を展開中で，BRCA1/2変異を持つがんという新たな定義で適応症を確保できる可能性がある。わが国では，がんを病因別ではなく，形態学的な臓器別に治験，治療薬承認を展開している。早急に，遺伝子変異別腫瘍という疾患概念で，がん治療を考え直す必要があると思われる。次項で解説されるがん遺伝子パネル検査の推進により，がんの疾患分類を再構築し，遺伝子変異と治療薬が紐づけされるような臨床試験・臨床研究が加速することを願っている。

【引用文献】

1) Papadopoulos N, et al: The role of companion diagnostics in the development and use of mutation-targeted cancer therapies. Nat Biotechnol. 2006; 24(8): 985-95.
2) US FDA: Guidance for Industry and Food and Drug Administration Staff. In Vitro Companion Diagnostic Devices(2014年8月6日).
   [http://www.fda.gov/downloads/MedicalDevices/DeviceRegulationand-Guidance/GuidanceDocuments/UCM262327.pdf]
3) Council of the European Union: REGULATION OF THE EUROPEAN PARLIAMENT AND OF THE COUNCIL on in vitro diagnostic medical devices(2016年6月15日).
   [http://data.consilium.europa.eu/doc/document/ST-9365-2016-REV-3/en/pdf]
4) Draft Guidance for Industry and Food and Drug Administration Staff. In Vitro Companion Diagnostic Devices.
   [https://www.federalregister.gov/documents/2011/08/19/2011-21226/draft-guidance-for-industry-and-food-and-drug-administration-staff-on-in-vitro-companion-diagnostic]
5) 内閣官房医療イノベーション推進室:第5回医療イノベーション会議(2012年6月6日)資料4.
   [http://www.kantei.go.jp/jp/singi/iryou/dai5/siryou4.pdf]
6) 厚生労働省医薬食品局審査管理課長:薬食審査発0701第10号(平成25年7月1日) コンパニオン診断薬等及び関連する医薬品の承認申請に係る留意事項について.
   [https://www.pmda.go.jp/files/000213148.pdf]
7) 医薬品医療機器総合機構ウェブサイト.
   [http://www.pmda.go.jp/rs-std-jp/cross-sectional-project/0013.html]
8) Persons DL, et al: Fluorescence in situ hybridization (FISH) for detection of HER-2／neu amplification in breast cancer: a multicenter portability study. Ann Clin Lab Sci. 2000; 30(1): 41-8.
9) Khosrow-Shahi F, et al: Detecting the future: a perspective on the rising value of diagnostics in oncology therapy. Oncology Bus.Rev. 2009; 14-7.
10) 日本肺癌学会:ALK融合遺伝子のコンパニオン診断薬についての声明(平成26年9月9日).
    [https://www.haigan.gr.jp/modules/important/index.php?content_id=45]
11) 日本病理学会PD-1/PD-L1ガイドライン委員会:進行肺癌に対するPD-L1免疫染色についての留意事項について(その2).
    [http://pathology.or.jp/news/pdf/guideline-170610.pdf]

▷5章 がんと遺伝子検査

3 がん遺伝子パネル検査

松下一之

がん遺伝子パネル検査とは

　遺伝子関連検査と医療ビッグデータについては，特にがん医療の分野で国内外に大きな動きがある。その中でもさらに，がんゲノム医療はこれまでの科学的な因果律に基づく研究成果から，確率・統計情報に基づいたデータ処理による医療に大きくパラダイムシフトしてきている。そのための統合データベースとしての医療ビッグデータの構築も進んでいる[1]。このような医療ビッグデータはゲノム情報を最初に明らかにして医療に役立てることから「genotype first」と呼ばれている(表1)。

　本項では，近未来のわが国の遺伝子関連検査と，医療ビッグデータの発展に必要な「医療法等の一部を改正する法律」(表2)，「倫理・法律(改正個人情報保護法)とゲノム解析」，「保存臨床検体や遺伝関連検査の精度保

表1 ▶ 「医療における遺伝学的検査・診断に関するガイドライン」とgenotype first

genotype first：最初に遺伝学的情報を明らかにする
遺伝情報＝確率情報(確率＋統計)→利点とリスクを深く理解する必要がある →遺伝カウンセリング・遺伝医療の体制構築が必要
「医療における遺伝学的検査・診断に関するガイドライン」(日本医学会・2011年)
1．患者の自己決定の支援(主治医) 2．非発症保因者，発症前診断，出生前診断(カウンセリング) 3．個人情報の取り扱い 　患者＝他の臨床検査結果と同様に医療者が共有するべき情報 　at risk者＝不利益を防止するために例外的に開示が許可される場合がある 4．遺伝カウンセリング 　医学的，心理的，家族への影響を理解して適応することを助けるプロセス 　→その後の自律的選択を尊重する 5．①遺伝医療の専門家との連携，②体制の整備，③教育・啓発

表2 ▶ 医療法等の一部を改正する法律(検体検査関係)(平成29年法律第57号　平成29年6月14日公布)(抜粋)

○医療機関，衛生検査所等の医療機関が検体検査業務を委託する者の精度管理の基準の明確化

- 医療法

第15条の2　①医療機関(検体検査)

病院，診療所又は助産所の管理者は，当該病院，診療所又は助産所において，臨床検査技師等に関する法律(昭和33年法律第76号)第2条に規定する検体検査(以下この条及び次条第1項において「検体検査」という。)の業務を行う場合は，検体検査の業務を行う施設の構造設備，管理組織，検体検査の精度の確保の方法その他の事項を検体検査の業務の適正な実施に必要なものとして厚生労働省令で定める基準に適合させなければならない。

第15条の3第1項　②外注

病院，診療所又は助産所の管理者は，検体検査の業務を委託しようとするときは，次に掲げる者に委託しなければならない。
一　臨床検査技師等に関する法律第20条の3第1項の登録を受けた衛生検査所の開設者
二　病院又は診療所その他厚生労働省令で定める場所において検体検査の業務を行う者であって，その者が検体検査の業務を行う施設の構造設備，管理組織，検体検査の精度の確保の方法その他の事項が検体検査の業務の適正な実施に必要なものとして厚生労働省令で定める基準に適合するもの

- 臨床検査技師等に関する法律

第20条の3第2項
　都道府県知事は，前項の登録(以下「登録」という。)の申請があった場合において，その申請に係る衛生検査所の構造設備，管理組織，検体検査の精度の確保の方法その他の事項が検体検査の業務を適正に行うために必要な厚生労働省令で定める基準に適合しないと認めるとき，又はその申請者が第20条の7の規定により登録を取り消され，取消しの日から2年を経過していないものであるときは，登録をしてはならない。

○医療技術の進歩に合わせて検体検査の分類を柔軟に見直すため，検査の分類を厚生労働省令で定めることを規定

- 臨床検査技師等に関する法律

第2条
　この法律で「臨床検査技師」とは，厚生労働大臣の免許を受けて，臨床検査技師の名称を用いて，医師又は歯科医師の指示の下に，人体から排出され，又は採取された検体の検査として厚生労働省令で定めるもの(以下「検体検査」という。)及び厚生労働省令で定める生理学的検査を行うことを業とする者をいう。

証」,「必要な人材育成」, それらの基盤(社会インフラ)としての「バイオバンク」, さらに遺伝子一括(パネル)検査とそれに伴う分子標的治療薬の選択, およびゲノム医療をわが国で実現するために解決すべき諸課題について概説する。

がん遺伝子パネル検査(遺伝子一括検査)

　遺伝子関連検査は,①病原体核酸検査(ヒト以外を対象),②体細胞遺伝子検査,③胚細胞系列遺伝子検査(②,③はヒト対象)に3分類される。胚細胞系列遺伝子検査(遺伝学的検査)には遺伝カウンセリングが必要になる。近年の遺伝子関連検査では体細胞遺伝子検査,胚細胞系列遺伝子検査が急増している。その理由は,分子標的薬の登場により,がん治療の分野では早期発見・早期治療から,個別化医療(コンパニオン診断),発症前診断・先制医療(発症前の医療介入)へと大きくパラダイムシフトしているからである(図1)[2, 3]。2018年には臨床検査(laboratory developed test:LDT)としてのNGSを用いた「がん遺伝子パネル検査」が先進医療Bとして実用化されている(図2)。臨床検査の視点から,「がん遺伝子パ

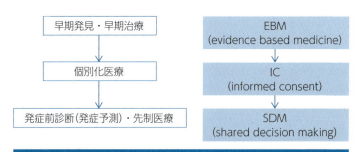

図1 ▶ がんゲノム診断(医療)の変遷
早期発見・早期治療から個別化医療,発症前診断・先制医療にパラダイムシフトしている。遺伝カウンセリングの必要性を理解する　　　　　　　(文献1より引用改変)

ネル検査の品質・精度の確保に関する基本的考え方」(第1.0版)が臨床検査振興協議会 医療政策委員会 ゲノム検査に関する小委員会(前川真人委員長)で作成された(2018年10月30日)[4]。国内の大学病院(臨床研究中核病院など)や大規模な衛生検査所においても遺伝子一括検査(遺伝子パネル検査)を一般診療として行うための施設の体制や人材育成(on the job training：OJT)のカリキュラムの準備が進んでいる(図3)。

がん遺伝子パネル検査の精度保証

わが国においても，がん遺伝子パネル検査が2019年度中に臨床検査として保険収載される予定である。そのためには，精度保証(標準核酸物質，標準凍結乾燥細胞などを用いた遺伝子パネルの標準化，検査室のグレード，実際の遺伝子パネルの検査方法(院内・外注検査を含む)，個人情報保護に関する倫理・法律の整備と遵守，JAB(日本適合性認定協会)，ISO15189，CLIAなど，国際標準との整合などの議論が必要である。検査前試料(FFPE，リキッドバイオプシーなど)の精度保証は今後の国の統合データベース事業，AIとの連携などに発展することが期待されている[1]。

がん遺伝子パネル検査の精度保証は下記のすべてのステップ(図2)にそれぞれ必要である。

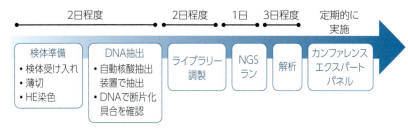

図2 ▶ 臨床検査としてのがん遺伝子パネル検査のフローチャート(実施例)

(文献1より引用)

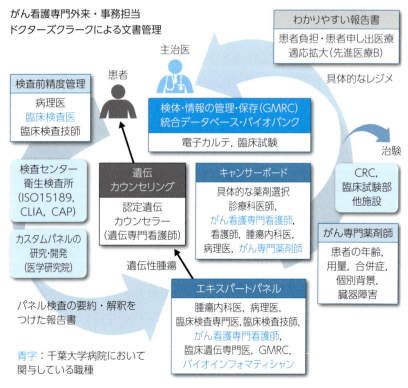

図3 ▶ がんゲノム医療に関する総合的な施設の体制[特にがん遺伝子パネル検査の実施に必要な体制整備(参考)]
(文献1をもとに作成)

① **検査前**：検体の種類(FFPE, 血清, 血漿, cell free DNAなど)，固定(10%中性緩衝ホルマリン，PAXgene)，がんの含有率など(病理学会との連携が必要)。がん遺伝子パネル検査に用いる場合には，FFPEの場合，10 μmで10枚，腫瘍含有量は20%以上，固定には中性緩衝ホルマリン，固定時間は48時間以内，検体の保存期間は5年未満，抽出DNAは150 ng以上であることが望ましい(表3)。近年ではリキッドバイオプシーを用いたがん遺伝子パネルも自費診療で実用化されている(表3)。

② **検査**：NGS機種間差の評価，標準がん細胞乾燥品，遺伝子ごとに対応するか。NGS検査データの標準化の取り扱い。

表3 ▶ がん遺伝子パネル検査に必要なFFPE検体の品質（参考）

- FFPEサンプルの場合，10 μm厚で10枚
- 腫瘍含有量が多い（20％以上）
- 固定には中性緩衝ホルマリンを使用
- ホルマリン固定時間が48時間以内
- 検体保存期間が5年未満
- 抽出DNAの場合，150 ng

検査に適した検体がない場合はリキッドバイオプシーを考慮

③**検査後**：報告書，費用負担（自己負担，混合診療を認めるか），ゲノムデータの保管，結果の解釈（医師），バイオインフォマティシャンの必要性など。

　がん遺伝子検査パネルを用いたゲノム医療の実用化のためには，上記3段階のステップのそれぞれにおいて精度保証の共通手順書が必要である。

必要な人材育成と体制整備

　今後使用されることが予想される多くの遺伝子検査パネルの中から，最終的に診断効率の高い遺伝子パネルを選別して，保険収載するためのプロトコールを作成する必要がある。そのための様々な変異情報に対する解釈についてのサポート機能として，ゲノムデータベース事業が日本医療研究開発機構（Japan Agency for Medical Research and Development：AMED）の中で行われている。わが国独自の，国際標準に準じた遺伝子パネル検査を行うためには，以下のような体制構築の整備が必要である（図3，4）。

- 治療担当の医師（特に腫瘍内科医）のリクルート・体制整備
- エキスパートパネルの組織。遺伝子パネル検査を用いた医療への理解と周知
- 遺伝子検査担当の臨床検査技師や臨床検査技師の資格を持つコーディネーター

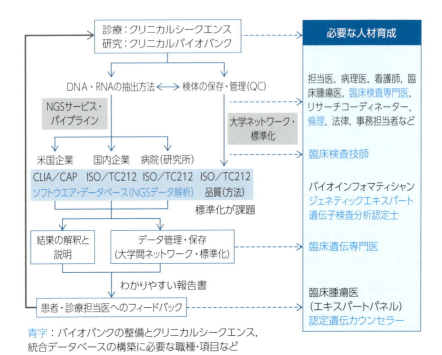

図4 ▶ がん遺伝子パネルの一般標準化をめざした精度保証の構築—大学・衛生検査所の連携（検体保存と役割分担）とクリニカルシークエンスに必要な人材育成（参考）—

(文献1より引用)

- バイオバンク担当者（臨床検査技師や事務系）
- CRC（クリニカルリサーチコーディネーター）の協力
- 非医療職（事務担当者など）の協力

医療ビッグデータ構築

医療ビッグデータを用いた医療では，これまでの因果律に基づく医療とは大きく異なり，確率・統計情報に基づく意思決定が必要となる．そのために関係するすべての医療者，患者，家族にはメリットやデメリット，限界などについて以下のような理解が求められる．

①genotype firstの原則（表1）

② 因果律の医療から確率・統計の医療へ (shared decision making：SDMによる意思決定の必要性)
③ 「医療法等の一部を改正する法律」(表2) と個人情報の利用と法律 (改正個人情報保護法) など (表4)。

遺伝子パネル検査 (クリニカルシークエンス) を含むゲノム医療をわが国に導入する場合には, 検査体制や人材, 設備, ゲノムデータ保存などの整備を一定の水準に保つ必要がある。具体的には, がん遺伝子パネル検査の先進医療Bによる実施のために臨床研究中核病院や, がんゲノム医療の中核・連携病院が選定された (2018年4月)。短期の課題・整備としては, 外部の検査企業からの患者ゲノム情報のoriginal data (原本) をどのように院内に保管するか, また, そのためのバイオメディカルインフォマティ

表4 ▶ 改正個人情報保護法の概要

個人識別符号	要配慮個人情報	機微情報
1. DNA (塩基配列・ゲノム)	1. 身体障害, 知的障害, 精神障害の有無	1. 政治的見解
2. 容貌		2. 人種・民族
3. 虹彩	2. 健康診断の結果, 調剤の記録	3. 信条
4. 声		4. 社会的身分
5. 歩行・姿勢	3. 刑事・少年事件の記録	5. 本籍地
6. 手指の静脈		6. 保険医療
7. 指紋・掌紋		7. 労働組合への加盟

連結可能匿名化・連結不可能匿名化は廃止
→匿名加工情報 (個人情報に適切な加工を施し, 特定の個人を特定・復元できないようにした情報)
オプトアウト (本人の求めに応じていつでも情報の提供を停止できる)
→個人情報が第三者に使用されることを本人が容易に知ることができる状態, その条件など

シャンの育成，現在，遺伝子パネルに対応している院内の診療科，検査部・病理部・遺伝子診療部との役割分担，遺伝子パネル検査のための医師や臨床検査技師・薬剤師・看護師などの病院内のコーディネーターの育成，などが急務である（図3，4）。

法律・倫理

2017年5月30日に改正個人情報保護法（以下，個情法）が施行された（表4）。同年6月14日に「医療法等の一部を改正する法律」（表2）が公布され，2018年12月1日に施行された。「医療法等の一部を改正する法律」では，「遺伝子関連・染色体検査」が臨床検査であることが明記され，「遺伝子関連・染色体検査」の精度保証が厳密に求められることになった（表2）。病院内における検査のみならず，外注検査の精度管理も本法律で規定されている。つまり，がん遺伝子検査は外注検査として行われる場合であっても，病院の検体検査を担当する部署において精度管理（内部精度管理と外部精度評価）が必要となる。さらには保存された生体試料（バイオバンク）や個人情報の取り扱い，企業連携や医療ビッグデータの活用などが大きく変化している[1]。さらに個人情報保護法では個人識別符号，要配慮個人情報，機微情報，匿名加工情報，非識別加工情報などの新しい考え方が登場し，医療関係者や研究者のみならず，企業側にも当該分野の正しい理解が求められるようになっている（表4）。 人材育成に関してはいくつかのAMEDプロジェクトを通して専門家の招聘，レクチャー開催などの教育プログラムを確立する必要がある（図4）。

Secondary findings（二次的所見）の取り扱い

がん遺伝子パネル検査では，多数のがん関連遺伝子の中に家族性腫瘍の原因遺伝子も網羅的に調べるために，医学的に治療が可能であり，医療介

入が患者の予後を改善しうる家族性腫瘍,遺伝性疾患の原因遺伝子変異が認められることが想定される(Secondary findingsと呼ばれる)。そのような症例では,遺伝カウンセリングが必要となる。2018年現在,米国臨床遺伝・ゲノム学会(American College of Medical Genetics and Genomics:ACMG)では27疾患(59遺伝子)がその対象となっている[5]。一方,わが国では『ゲノム医療における情報伝達プロセスに関する提言』[6]を参考にするとよいと思われる。

【引用文献】

1) 松下一之:in silico創薬におけるシステム・データベース構築とビッグデータ活用の実際―遺伝子関連検査と医療ビッグデータ構築の現状と今後. in silico創薬におけるスクリーニングの高速化・高精度化技術. 技術情報協会, 編. 技術情報協会, 2018, p407-16.
2) 松下一之, 他:リンチ症候群とマイクロサテライト不安定(microsatellite instability:MSI)検査―コンパニオン診断としての最近の動向―. 日臨検自動化会誌. 2017;42(suppl-2):183-90.
3) 松下一之, 他:コンパニオン診断の基礎知識―概念,関連するガイドライン,最近の情勢など. 臨検. 2014;58(8):889-901.
4) 臨床検査振興協議会 医療政策委員会 ゲノム検査に関する小委員会:がん遺伝子パネル検査の品質・精度の確保に関する基本的考え方(第1.0版). 2018.
[https://www.jslm.org/committees/gene/20181030panel.pdf]
5) Kalia SS, et al:Recommendations for reporting of secondary findings in clinical exome and genome sequencing, 2016 update (ACMG SF v2.0):a policy statement of the American College of Medical Genetics and Genomics. Genet Med. 2017;19(2):249-55.
6) 国立研究開発法人日本医療研究開発機構:ゲノム医療における情報伝達プロセスに関する提言―がん遺伝子パネル検査と生殖細胞系列全ゲノム/全エクソーム解析について【初版】(2018年3月21日)[AMEDゲノム創薬基盤推進研究事業. ゲノム情報研究の医療への実利用を促進する研究(ゲノム創薬研究の推進に係課題解決に関する研究)A-②:ゲノム情報患者還元課題「医療現場でのゲノム情報の適切な開示のための体制整備に関する研究」]. 2018.
[https://www.amed.go.jp/content/000031253.pdf]

付 録

▷付録1

これからのがん検査

前川真人

はじめに

遺伝子関連検査総論の項（☞5章-1）で触れたように，血液や尿を試料とした体液診断，いわゆるリキッドバイオプシー，体液診断の標的にはどのようなものがあるかを紹介する．たとえば，血液中をどんな成分が流れているかを考えると，図1のようになる．各成分をバイオマーカーとしての標的とする場合の特徴を表1に示した．以下，解説を加える．

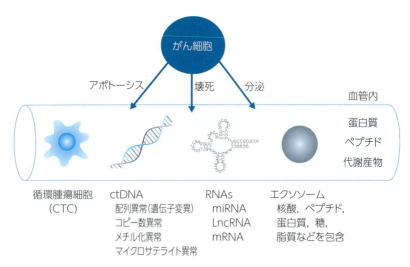

図1 ▶ リキッドバイオプシーの解析対象

表1 ▶ リキッドバイオプシーのバイオマーカーの特徴

バイオマーカー	検体中の安定性	検体採取の侵襲	早期診断の可否	期待される臨床的意義	反復検査
循環腫瘍細胞(CTC)	不安定	少ない	困難	予後推定,治療効果判定	可能
循環腫瘍DNA(ctDNA)変異	安定	少ない	困難?	治療法選択,治療効果判定,モニタリング	可能
ctDNAメチル化	安定	少ない	可能?	早期診断,予後推定,モニタリング	可能
マイクロRNA	安定	少ない	可能	早期診断,予後推定,モニタリング	可能
代謝産物	安定	少ない	可能	早期診断,予後推定,モニタリング	可能
がん組織(通常の生検)	安定	大きい	可能	早期診断,予後推定,治療法選択	困難

循環腫瘍細胞(circulating tumor cells:CTC)

　CTCは原発巣もしくは転移巣のがん細胞が血管内へ侵入し,血液中で生存できているものであり,転移のメカニズムにも大きく関係するものであると考えられる。したがって,がんが有する上皮細胞の性質を持っているものについては,米Veridex社が開発したCellSearch®システムから始まった多くの検出システムで使用されている,サイトケラチン系の上皮細胞系マーカーに対する抗体で捕捉することによって濃縮する。しかしながら,血液中に遊走するためには上皮系の形質を捨て,間葉系の形質を獲得〔上皮間葉転換(epithelial to mesenchymal transition:EMT)〕しているものもあるため,上皮細胞系マーカーのみで濃縮するとCTCを完全にはとらえられない。したがって,CTCの捕捉と測定に関しては,マイクロ流体チップなど[1],引き続き技術開発が進められている。

　CTC研究で得られる臨床的意義は,腫瘍細胞数から得られる予後の予

測である．特に，乳癌や前立腺癌で有意義であるとされ，病勢診断や予後診断として使用されている．すなわち，CTCが多ければ多いほど予後が悪いことが示されている．また，抗がん剤治療において，治療前後のCTCを測定することで，その抗がん剤の有効性を知ることができるかどうかの検討が行われている．細胞数以外にも，CTCを単離できれば，その細胞の特性を見ることができる．すなわち，遺伝子変異やコピー数異常，メチル化異常などである．

がん細胞は，免疫細胞からの攻撃から逃れるためにPD-L1という免疫チェックポイントに関わる蛋白質を産生している．PD-L1阻害薬は新しいタイプの抗がん剤として適応を増やしており，米国食品医薬品局（Food and Drug Administration：FDA）で承認され，わが国では中外製薬が2017年2月に製造販売承認申請をしている．エール大学，Epic Sciencesのグループは，肺癌患者血中のCTCにPD-L1蛋白発現の有無を調べ，発現していればPD-L1阻害薬で治療しないと予後が悪いことを報告した[2]．すなわち，リキッドバイオプシーによるCTCの解析によってPD-L1阻害薬を使うべきかどうかの臨床決定に役立つという報告がある．

循環腫瘍由来DNA〔circulating tumor DNA（ct DNA），cell free DNA〕

これまでにctDNAを標的としたリキッドバイオプシーのプラットフォームが数多く臨床適用されてきた[3]．一方，外科的に治療可能な早期がんの発見は重要であり，それを可能とする血液検査，CancerSEEKという血中蛋白質8種の定量とcfDNAの1,933箇所の変異検出を組み合わせる検査法が報告された[4]．この報告では，卵巣癌と肝癌ではほぼ100％，胃癌，膵癌，食道癌，大腸癌では60～80％の検出率を示し，特異度は99％を超えており，臨床応用も期待される結果が得られている．ただし，蛋白質とDNA変異を組み合わせたゆえに得られた成果であり，cfDNA変異だけ

ではここまでの成果には至らなかった。ctDNAの臨床応用に関する報告は数多くされているが、米国臨床腫瘍学会や米国病理医協会の共同総説で、ctDNAの臨床的妥当性や臨床的有用性は限定的と記載されている[5]。今後さらなる研究の発展が期待される領域である。

エクソソームとマイクロRNA

　エクソソームは直径約100 nmのごく微少なカプセル状の粒で、内部にマイクロRNAなどの核酸やペプチド、蛋白質、糖、脂質などが含まれており、がん細胞は独自のエクソソームを介して自身に都合の良い物質を放出していると考えられている。すなわち、エクソソーム内にはがん細胞のメッセージが入っており、それを調べることでがん診断につなげることが期待される[6]。

　マイクロRNAは20～25個の塩基からなり、細胞ごとに固有のマイクロRNAを有しており、がん細胞もそれぞれ特徴的なマイクロRNAを持っている。そのため、がん患者の血液や尿などの体液中にもがん細胞由来のエクソソームが、そしてマイクロRNAが流れていると推察される。

　国立がん研究センターの落谷らは、細胞が分泌するエクソソーム内のマイクロRNA[6]に着目して研究し、微量の血液（約100 μL）から胃癌、食道癌、肺癌、肝細胞癌、胆道癌、膵癌、大腸癌、卵巣癌、前立腺癌、膀胱癌、乳癌、肉腫、神経膠腫の13種類のがんを早期に診断する技術ができてきている。現在、臨床検体を用いた研究が進んでおり、感度・特異度ともに90％以上と高いとのことである。

　エクソソームは、尿や唾液などにも含まれるため、がんの種類によっては血液よりも尿や唾液といった侵襲なく採取できる試料を用いることも考慮され、分析技術、臨床的意義、患者負担、経済効率も配慮された診断体系が構築されることを期待する。

メタボローム解析，アミノインデックス

　がんにおいては，正常細胞と代謝が異なっている。がん組織は酸素が十分に存在していても解糖系によってATPを産生するというWarburg効果が発端である。近年は，マススペクトロメトリー技術の進歩によりメタボローム解析が行われ，糖だけに限らず，核酸，蛋白質，脂質など，多くの代謝産物の変化がとらえられるようになってきた。発がんに関係する代謝産物で代表的なものは，オンコメタボライトと称される2-ヒドロキシグルタル酸，フマル酸，コハク酸などであり，これらの制御が治療に結びつくとして治療標的ともなっている。

　ここでは，血中アミノ酸プロファイルを調べるアミノインデックスについて紹介する。アミノ酸は生体を構成する成分の約20％，つまり体重の2割を占めるもので，ほとんどは蛋白質として存在している。そのうちのわずか1/10,000，約1 gが血漿中の遊離アミノ酸であるが，意外にも恒常性を保ち，安定したプロファイルを示している。そこで，この約20種類の血漿中アミノ酸濃度を一括で測定することによって得られるインデックスを用いた，アミノインデックス®がんリスクスクリーニング法が開発された[7]。5 mLの採血で，胃癌，肺癌，大腸癌，膵癌，前立腺癌，乳癌，子宮・卵巣癌のリスクを3段階で評価する。特異度が95％となるようカットオフ値を設定すると，たとえば胃癌，肺癌，大腸癌では40～50％の感度であった。また，早期のがんでもそれほど感度は低くなかったとのことである。したがって，がんのハイリスク者をスクリーニングして精密検査につなげる健診としての役割が期待される。

においによるがん診断，線虫を用いたN-NOSE

　以前からがん探知犬が知られ，訓練した犬にがん患者の尿のにおいをかがせることで，がんの診断ができると言われてきたが，実用化はされてい

ない。一方，線虫（*C. elegans*）によってそれをやってみようという試みがなされている。線虫はがん患者の尿のほうに寄っていき，健常者の尿からは離れる行動をとるとのことである[8]。嗅覚神経を破壊した線虫では，この現象がみられないことから嗅覚を介した線虫の行動を見ていると考えられる。この線虫の嗅覚を用いた検査（N-NOSE）の最新の精度検証実験（がん患者24例，健常者218例の尿）の結果は，感度95.8％，特異度95.0％であったという。検体数が増加しても対応できる検査システムが構築されれば，アミノインデックスと同様，非侵襲性の尿を試料としたハイリスク者のスクリーニングに使用できる可能性がある。

おわりに

　リキッドバイオプシー，体液診断は，がんのバイオマーカー研究に確実な手法として，プレシジョン・メディシンや個別化医療の実現に役立つと期待されるが，課題も山積している。標的分子は体液中にごく微量のために検出感度が大切である。また，標的分子のがん特異性，安定性，試料の採取方法や前処理・保存方法など，モニタリング使用時の検査の頻度，価格などがある。検査の質を担保し，検査の全行程が洗練され，承認されることが望まれる。また，研究段階では，がん患者と非がん患者を比較しての臨床的有用性が示されるが，実臨床に使用するには，糖尿病や脂質異常症，肝機能障害に腎機能障害の患者も多数含まれる。これらの良性疾患患者も含めたフィールドスタディでの有用性が重要であり，実臨床で偽陽性・偽陰性がどれくらいになるかが大きな壁である。

　この領域の研究は目覚ましく，新しいプラットフォームでの解析法も次々と開発され，オンリーワンの突出した技術的イノベーションも期待されるなど，リキッドバイオプシーは，がん診療におけるプレシジョン・メディシンを近未来に牽引する大きなエンジンとなることは間違いない。

【引用文献】

1) Watanabe M, et al:Isolation and molecular analysis of circulating tumor cells from lung cancer patients using a microfluidic chip type cell sorter. Cancer Sci. 2018;109(8):2539-2548.
2) Boffa DJ, et al:Cellular Expression of PD-L1 in the Peripheral Blood of Lung Cancer Patients is Associated with Worse Survival. Cancer Epidemiol Biomarkers Prev. 2017;26(7):1139-45.
3) Webb S:The cancer bloodhounds. Nature Biotechnol. 2016;34(11):1090-4.
4) Cohen JD, et al:Detection and localization of surgically resectable cancers with a multi-analyte blood test. Science. 2018;359(6378):926-30.
5) Merker JD, et al:Circulating Tumor DNA Analysis in Patients With Cancer: American Society of Clinical Oncology and College of American Pathologists Joint Review. J Clin Oncol. 2018;36(16):1631-41.
6) Takahashi RU, et al:The role of extracellular vesicle microRNAs in cancer biology. Clin Chem Lab Med. 2017;55(5):648-56.
7) 臨床アミノ酸研究会:AICS (アミノインデックス®がんリスクスクリーニング) とは？[http://www.aa-pri.jp/c00/b09/]
8) Hirotsu T, et al:A highly accurate inclusive cancer screening test using Caenorhabditis elegans scent detection. PLoS One. 2015;10(3):e0118699.

▷付録2

腫瘍マーカー一覧

カットオフ値は測定法や施設によって異なる場合があるので，詳しくは本文を参照頂きたい。

項目名	カットオフ値	対象となる主な腫瘍	記載ページ
1CTP	4.5 ng/mL	乳癌，肺癌，前立腺癌	p137
AFP	10 ng/mL	肝細胞癌，卵黄嚢腫瘍，胃癌の一部，未熟奇形腫，膵芽腫	p76
AFP-L3分画	10%	肝細胞癌	p78
CA125	35 U/mL	上皮性卵巣癌	p117
CA15-3	25 U/mL	乳癌	p119
CA19-9	37 U/mL	膵癌，胃癌	p87
CA54/61	12 U/mL	卵巣癌	p118
CA72-4	10 U/mL	卵巣癌，消化器癌	p118
CEA	5 ng/mL	多くの腺癌，扁平上皮癌の一部，カルチノイドの一部，甲状腺髄様癌，肺小細胞癌の一部	p84
CYFRA	3.5 ng/mL	肺癌，扁平上皮癌	p108
DPD	―	骨転移診断，特に肺癌における骨転移早期診断・治療経過観察	p141
DU-PAN-2	150 U/mL	膵癌，胆道系癌，肝癌	p90
HE4	閉経前女性：70 pmol/L 閉経後女性：140 pmol/L	卵巣悪性腫瘍	p118
NSE	16.3 ng/mL	神経内分泌系腫瘍，黒色腫，筋原性腫瘍	p112

項目名	カットオフ値	対象となる主な腫瘍	記載ページ
NTX	—	骨転移の指標，骨転移病巣の進行度の指標	p141
PIVKA-Ⅱ	40 mAU/mL	肝細胞癌，転移性肝癌	p81
ProGRP	81 pg/mL	肺小細胞癌	p110
PSA	全年齢：4 ng/mL	前立腺癌，内分泌系腫瘍の一部	p93
SCC	2.0 ng/mL	子宮頸部扁平上皮癌，肺扁平上皮癌	p104
STN	45 U/mL	卵巣癌，再発性胃癌	p118
TRACP-5b	—	代謝性骨疾患や骨折の併発がない肺癌，乳癌，前立腺癌の骨転移診断における補助的指標	p142
可溶性インターロイキン2受容体	520 U/mL	非ホジキンリンパ腫，成人T細胞白血病	p130
血清抗p53抗体	1.3 U/mL	早期の食道癌，大腸癌，乳癌	p127

索　引

数字／記号

1CTP *137*
Ⅰ型コラーゲン架橋N-テロペプチド ☞ NTX
α-フェトプロテイン ☞ AFP
γGT *21*
％free PSA *98, 174*

欧　文

A

ABCリスク検診 *49*
AFP（alpha-fetoprotein） *76, 195, 196*
AFP-L3分画 *78, 147*
ALP *21*
ALT *21*
APTT *12*
Aspergillus *72*
AST *21*

B

Bence Jones蛋白（BJP） *9*
BFP（basic fetoprotein） *194, 195*
*BRCA1/2*変異 *181*
BTA（bladder tumor antigen） *194*
B型肝炎ウイルス ☞ HBV

C

C4BPA（C4b-binding protein alpha） *160*
CA15-3 *119, 180*
CA19-9 *87, 154, 155, 157, 188, 195*
CA54/61 *118*
CA72-4 *118, 154, 155*
CA125 *116, 154, 184, 187, 188*
CA130 *116*
CA602 *116*
Candida *72*
CEA（carcinoembryonic antigen） *84, 152, 154, 155, 158, 166, 180, 186, 187, 188, 195*
CEACAM5 *84*
CEACAM6 *84*
cfDNA（cell free DNA） *213*
CK *21*
CK8 *194*
CK18 *194*
CLEIA法 *47, 87, 121, 127, 130*
CLIA法 *47, 87, 116*
CRP *191*
Cryptococcus *72*
CTC（circulating tumor cells） *213, 241*
ctDNA（circulating tumor DNA） *213*
CYFRA（cytokeratin 19 fragment） *108, 167*
C型肝炎ウイルス ☞ HCV

D

DHEA-S *206*
DIC（disseminated intravascular coagulation） *14, 17*
DNAメチル化診断薬 *214*
DPD *141*
DU-PAN-2 *90, 159*

E

EBV（Epstein-Barrウイルス） *26, 33*

ECLIA法 *81, 87, 108, 110, 112, 116, 121*
*EGFR*遺伝子 *210*
EIA（enzyme immunoassay）法 *33, 81, 87, 90, 108, 110, 116, 127*
ELFA（enzyme linked fluorescent assay）法 *26*
ELISA法 *130*
*ERBB2/HER2*遺伝子 *210*

F
Fbg *12*
FDP *12*
FISH（fluorescence *in situ* hybridization）*16*
FMTC（familial medullary thyroid carcinoma）*202*
FOBT（faecal occult blood test）*40*
F/T ratio *98*

G
GAT *118*
G-CSF（granulocyte-colony stimulating factor）*17*

H
HAMA（human anti-mouse immunoglobulin antibody）*5*
Hb *12*
HBV（hepatitis B virus）*26, 28*
hCG（human chorionic gonadotropin）*189, 195, 197*
HCV（hepatitis C virus）*26, 31*
HE4（human epididymis protein 4）*118, 186*
HER2陰性進行再発乳癌 *181*

HHV-8（human herpesvirus 8）*26*
HIV（human immunodeficiency virus）*26*
HPS/HLH（hemophagocytic syndrome/hemophagocytic lymphohistiocytosis）*134*
HPV（human papillomavirus）*26, 35, 54, 187*
── 検査 *58*
H. pylori 感染 *45*
H. pylori 除菌 *50*
HSIL（high-grade SIL）*54*
Ht *12*
HTLV-1（human T-cell leukemia virus type1）*26, 36*

I
IF（immunofluorescent）法 *33*
IGCC分類 *195*
IL-2R（interleukin-2 receptor）*130*
IMDCリスク分類 *192*
IPMN（intraductal papillary mucinous neoplasm）*160*

L
LAMP（loop-mediated isothermal amplification）法 *35*
LBA（liquid-phase binding assay）法 *78*
LBC（liquid based cytology）*55*
LD（lactate dehydrogenase）*21, 195, 197*
Lewis血液型 *88*
LIA法 *47*
LSIL（low-grade SIL）*54*

M
MAT（magnetic agglutination test）法 *26*

MEN2（multiple endocrine neoplasia type 2） *203*
miRNA *213, 243*
MSKCC リスク分類 *192*

N

NCA（non-specific cross reacting antigen） *84*
NK 細胞リンパ腫 *133*
NMP22 *194*
N-NOSE *244*
NSE（neuron specific enolase） *112, 164, 187, 195*
NTX *141*

P

p53 抗体 *152, 155*
Pap（Papanicolaou）分類 *63*
PHA（passive hemmaglutination）法 *26*
PIVKA-Ⅱ *81, 148*
Plt *12*
ProGRP（pro-gastrin releasing peptide） *110, 165*
PSA（prostate specific antigen） *93, 169*
PSAD（PSA density） *175*
PSATZD（PSA transition zone density） *175*
PSA アイソフォーム *98*
PSA 検診 *96*
PT *12*

R

RB1 遺伝子検査 *211*
RBC *12*

RET *203*
―― 遺伝子検査 *211*
RIA2 抗体法 *139*

S

SCC（squamous cell carcinoma-related antigen） *104, 152, 167, 187*
―― 抗原 *104*
SIL（squamous intraepithelial lesion） *54*
sIL-2R *130*
SLX *166*
STN 抗原 *118*

T

T 細胞リンパ腫 *17*
The Bethesda System 2001 *56*
Tg *200*
TRACP *142*

U

UDP グルクロン酸転移酵素（UGT1A1）の遺伝子多型検査 *211*

W

WBC *12, 16*

和　文

あ
アトピー性皮膚炎　105
アミノインデックス　244
アミラーゼ　21
悪性貧血　16

い
インスリノーマ　114, 164
インターロイキン2受容体　☞ IL-2R
胃炎　45
胃癌　20, 45, 153, 167
胃マルトリンパ腫　45
異好抗体　5
遺伝子関連検査　208
遺伝性腫瘍　211
一般検査　7

え
エクソソーム　243
液状検体細胞診　☞ LBC
塩基性フェトプロテイン　☞ BFP

か
カットオフ値　3
カルシトニン　202
カルチノイド　165
ガストリノーマ　114
ガストリン放出ペプチド前駆体　☞ ProGRP
がん遺伝子パネル検査　228
がん関連ウイルス検査　26
がん関連ガラクトース転移酵素　☞ GAT
がん細胞の遺伝子検査　210
がんの骨髄浸潤　15

化学発光酵素免疫測定法　☞ CLEIA法
化学発光免疫測定法　☞ CLIA法
家族性髄様癌　☞ FMTC
可溶性IL-2R　☞ sIL-2R
顆粒球コロニー刺激因子　☞ G-CSF
加齢　85, 122
外陰・腟癌　105
喀痰　67
褐色細胞腫　114
活性化部分トロンボプラスチン時間　☞ APTT
核マトリックスプロテイン22　☞ NMP22
肝炎　159
肝癌　90, 117
肝硬変　77, 79, 91, 159
肝細胞癌　77, 82
肝臓癌　20
間質性肺炎　111
乾癬　105
癌胎児性抗原　☞ CEA

き
気管支炎　105
気管支拡張症　157
気管支喘息　105
偽陰性　5
偽陽性　5
喫煙　85, 105, 159, 166
急性出血　15
急性白血病　16, 132, 134
胸腹水　10
胸膜炎　111, 117
凝固・線溶異常　17
凝固・線溶検査　12

け

劇症肝炎 79
血液学的検査 12
血液像 12
血球貪食症候群／血球貪食リンパ組織球症
　☞ HPS／HLH
血算 12
血小板減少 17
血小板数 ☞ Plt
血清ペプシノゲン 45, 47
血栓性血小板減少性紫斑病 14
血中循環腫瘍細胞 ☞ CTC
血尿 7
結核 72, 105
月経期 117
検体採取 64
原発性肝癌 31
原発性乳癌 123
原発性マクログロブリン血症 15

こ

コンパニオン診断薬 216
抗 H. pylori IgG 抗体 46, 48
抗 p53 抗体 127
高異型度 SIL ☞ HSIL
高齢者 159, 166
好塩基球増加 16
口腔・舌・上顎癌 105
甲状腺癌 123
甲状腺髄様癌 114, 164, 165, 202, 211
甲状腺乳頭癌 199
酵素結合免疫吸着法 ☞ ELISA 法
酵素免疫測定法 ☞ EIA／CLEIA
骨髄異形成症候群 16
骨髄腫 20

骨髄穿刺・生検 12
骨髄不全症 15
骨転移 140

さ

サイトケラチン 19 フラグメント ☞
　CYFRA
サイログロブリン ☞ Tg
細胞診 55, 59, 63

し

シアリル Tn 抗原 ☞ STN 抗原
シアリル Lex-i 抗原 ☞ SLX
子宮癌 123
子宮頸癌 105, 167, 187
子宮体癌 188
　──のスクリーニング 59
子宮内膜癌 117
子宮内膜症 117
子宮肉腫 117
思春期 139
酒石酸抵抗性酸性ホスファターゼ ☞
　TRACP
腫瘍マーカー 2
重症型急性肝炎 147
絨毛癌 189
循環腫瘍細胞 ☞ CTC
循環腫瘍由来 DNA 242
漿液性嚢胞腺癌 117
消化管悪性腫瘍 85
消化管出血 15
消化器癌 89, 152
消化性潰瘍 45
小球性貧血 14
小細胞癌 70

小細胞肺癌 111, 113, 164
小児の基準値 77
食道癌 105, 129, 152, 167
真菌感染症 72, 164
神経芽細胞腫 113
神経特異エノラーゼ ☞ NSE
神経内分泌腫瘍 164
塵埃細胞 67
腎盂尿管癌 193
腎機能障害 111
腎機能低下 112
腎細胞癌 164, 191
腎不全 105

す
膵炎 157
膵癌 20, 89, 91, 117, 123, 156, 165, 166
膵管内乳頭粘液性腫瘍 ☞ IPMN
髄液 10

せ
生化学・免疫検査 19
正球性貧血 14
性差 85
成熟好中球 16
成人T細胞白血病 132
成長期 139
精巣腫瘍 195
赤血球数 ☞ RBC
腺癌 70, 91
穿刺吸引細胞診 63
染色体・遺伝子検査 12
前がん病変 21
前立腺癌 96, 140, 169
前立腺特異抗原 ☞ PSA

そ
早期癌 109
造血器腫瘍 15
測定方法間差 4

た
多発性骨髄腫 15
多発性内分泌腺症2型 ☞ MEN2
体液診断 ☞ リキッドバイオプシー
体腔液細胞数算定 10
代謝産物 213
大球性貧血 16
大細胞神経内分泌癌 165
大細胞肺癌 111
大腸癌 20, 123, 129, 154, 166, 167
　── スクリーニング検査 43
胆管癌 89
胆石症 157
胆道癌 90, 166
胆嚢炎 157
胆嚢癌 89, 117
蛋白質 213
蛋白漏出性胃腸症 117

ち
腸内細菌叢の変化 82

て
デオキシピリジノリン ☞ DPD
デヒドロエピアンドロステロン硫酸塩 ☞ DHEA-S
低異型度SIL ☞ LSIL
鉄欠乏性貧血 14
鉄飽和率 14
鉄利用障害 14

て

転移性腎癌 *192*
天疱瘡 *105*
電気化学発光免疫測定法 ☞ ECLIA法

と

トランスフェリン飽和率 *14*
頭頸部癌 *105, 167*
透析患者 *105*
糖尿病 *157*

な

内分泌腫瘍 *199*

に

ニューモシスチス肺炎 *74*
乳癌 *119, 129, 140, 166, 178*
乳酸脱水素酵素 ☞ LD
尿細胞診 *60*
尿試験紙潜血 *7*
尿蛋白 *9*
尿沈渣異型細胞 *8*
尿沈渣赤血球 *8*
尿路癌 *60*
尿路系悪性腫瘍 *7*
尿路上皮癌 *60*

ね

粘液性嚢胞腺癌 *117*

の

脳炎 *112*
脳血管障害 *112*
脳腫瘍 *112*

は

播種性血管内凝固 ☞ DIC
肺炎 *105*
肺癌 *20, 105, 117, 123, 140, 157, 162*
肺腺癌 *111*
肺扁平上皮癌 *109, 111*
剥離細胞診 *63*
白血球異常 *17*
白血球数 ☞ WBC

ひ

びまん性大細胞型B細胞リンパ腫 *133*
ヒトT細胞白血病ウイルス1型 ☞ HTLV-1
ヒト遺伝学的検査 *208*
ヒト抗マウス免疫グロブリン抗体 ☞ HAMA
ヒト絨毛性性腺刺激ホルモン ☞ hCG
ヒト精巣上体蛋白4 ☞ HE4
ヒト体細胞遺伝子検査 *208, 210*
ヒトパピローマウイルス ☞ HPV
ビタミンK拮抗薬 *82*
非小細胞肺癌 *109, 165*
非ホジキンリンパ腫 *132*
皮膚癌 *105*
標本作製法 *64*
病原体遺伝子検査 *208*

ふ

フィブリノゲン濃度 ☞ Fbg
フィブリン／フィブリノゲン分解産物 ☞ FDP
フローサイトメトリー検査 *12*
プロトロンビン時間 ☞ PT
付属器炎 *117*
腹腔内出血 *15*

腹水 66
腹膜炎 117
副腎癌 205
分子標的薬 218

へ

ヘマトクリット ☞ Ht
ヘモグロビン濃度 ☞ Hb
ベセスダシステム ☞ The Bethesda System 2001
ペプシノゲン法 49
ペプチド 213
閉塞性黄疸 82, 157
扁平上皮癌 69, 105
　　── 関連抗原 ☞ SCC抗原
扁平上皮内病変 ☞ SIL
便潜血検査 ☞ FOBT
便ヘモグロビン検査 41

ほ

ホジキンリンパ腫 17
放射免疫定量法 108
膀胱癌 193
膀胱腫瘍抗原 ☞ BTA

ま

マイクロRNA ☞ miRNA
マントル細胞リンパ腫 17
慢性肝炎 77
慢性骨髄性白血病 16, 132
慢性腎疾患 23
慢性透析患者 23
慢性リンパ性白血病 16

め

メタボリックシンドローム 21
メタボローム解析 244
免疫蛍光染色法 ☞ IF法
免疫放射測定法 110

も

網赤血球 ☞ Ret
網膜芽細胞腫 211

ゆ

遊離型PSA／総PSA比 ☞ ％free PSA

よ

溶血 14
　　── 性尿毒症症候群 14

ら

ラテックス凝集法 26
ラテックス凝集免疫比濁法 ☞ LIA法
ランゲルハンス型巨細胞 72
卵巣癌 117, 123, 157, 165, 166, 184

り

リウマトイド因子 5
リキッドバイオプシー 213
リンパ形質細胞性リンパ腫 17
臨床検査 2

る

類上皮細胞 72

ろ

濾胞癌 199
濾胞性リンパ腫 17, 133

編著者略歴

山田俊幸（やまだ としゆき）

自治医科大学医学部 臨床検査医学講座 教授

- 1984年　新潟大学医学部卒業
- 1988年　新潟大学医学部附属病院検査部助手
- 1992年　米国インディアナ大学医学部客員研究員
- 1995年　自治医科大学臨床病理学講座講師
- 1999年　順天堂大学医学部臨床病理学講座助教授
- 2005年　自治医科大学医学部臨床検査医学講座准教授
- 2008年　同 教授

前川真人（まえかわ まさと）

浜松医科大学医学部 臨床検査医学講座 教授

- 1982年　浜松医科大学医学部卒業
- 1986年　浜松医科大学医学部附属病院検査部助手
- 1988年　米国国立衛生研究所客員研究員
- 1994年　国立がんセンター中央病院臨床検査部医員
- 1999年　同 医長
- 2000年　浜松医科大学医学部臨床検査医学講座助教授
- 2001年　同 教授

がんの
臨床検査
ハンドブック

定価（本体5,000円＋税）

2019年 1月31日　第1版

編著者　山田俊幸，前川真人
発行者　梅澤俊彦
発行所　日本医事新報社
　　　　〒101-8718 東京都千代田区神田駿河台2-9
　　　　電話　03-3292-1555（販売）・1557（編集）
　　　　ホームページ：www.jmedj.co.jp
　　　　振替口座　00100-3-25171
印　刷　日経印刷株式会社

© 山田俊幸，前川真人 2019 Printed in Japan
ISBN978-4-7849-5663-0 C3047 ¥5000E

・本書の複製権・翻訳権・上映権・譲渡権・公衆送信権（送信可能化権を含む）は(株)日本医事新報社が保有します。
・ JCOPY ＜(社)出版者著作権管理機構 委託出版物＞
本書の無断複写は著作権法上での例外を除き禁じられています。複写される場合は，そのつど事前に，(社)出版者著作権管理機構（電話 03-3513-6969，FAX 03-3513-6979, e-mail:info@jcopy.or.jp）の許諾を得てください。

電子版のご利用方法

巻末の袋とじに記載された**シリアルナンバー**で，本書の電子版を利用することができます。

手順①：日本医事新報社Webサイトにて**会員登録（無料）**をお願い致します。
（既に会員登録をしている方は手順②へ）

> 日本医事新報社Webサイトの「Web医事新報かんたん登録ガイド」でより詳細な手順をご覧頂けます。
> www.jmedj.co.jp/files/news/20170221%20guide.pdf
>

手順②：登録後**「マイページ」に移動**してください。
www.jmedj.co.jp/mypage/

「マイページ」
▼

マイページ中段の「会員限定コンテンツ」より電子版を利用したい書籍を選び，右にある「SN登録・確認」ボタン（赤いボタン）をクリック

▼

表示された「会員限定コンテンツ」欄の該当する書名の右枠にシリアルナンバーを入力

▼

下部の「確認画面へ」をクリック

▼

「変更する」をクリック

会員登録（無料）の手順

1 日本医事新報社Webサイト（www.jmedj.co.jp）右上の**「会員登録」をクリック**してください。

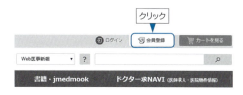

2 サイト利用規約をご確認の上（1）**「同意する」にチェック**を入れ，（2）**「会員登録する」をクリック**してください。

3 （1）**ご登録用のメールアドレスを入力**し，（2）**「送信」をクリック**してください。登録したメールアドレスに確認メールが届きます。

4 確認メールに示された**URL（Webサイトのアドレス）**をクリックしてください。

5 会員本登録の画面が開きますので，**新規の方は一番下の「会員登録」をクリック**してください。

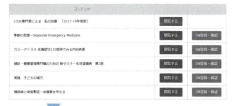

6 会員情報入力の画面が開きますので，（1）**必要事項を入力**し（2）**「（サイト利用規約に）同意する」にチェック**を入れ，（3）**「確認画面へ」をクリック**してください。

7 会員情報確認の画面で入力した情報に誤りがないかご確認の上，**「登録する」をクリック**してください。